Aspekte der Endoskopie
in der klinischen Notfallmedizin

Holger Rupprecht / Heiner Groitl

Aspekte der Endoskopie in der klinischen Notfallmedizin

Verlagsgesellschaft Stumpf & Kossendey, Edewecht • Wien 1997

Anschrift der Verfasser:
Prof. Dr. med. Holger Rupprecht
Prof. Dr. med. Heiner Groitl
Chirurgische Universitätsklinik
(Direktor: Prof. Dr. W. Hohenberger)
Maximiliansplatz
91054 Erlangen

CIP-Titelaufnahme der Deutschen Bibliothek:

> **Rupprecht, Holger:**
> Aspekte der Endoskopie in der klinischen Notfallmedizin / Holger Rupprecht, Heiner Groitl. - Edewecht ; Wien: Stumpf und Kossendey, 1997
>   ISBN 3-923124-94-5

© Copyright by Verlagsgesellschaft
Stumpf & Kossendey m.b.H., Edewecht, 1997
Druck: Druckerei Steinmeier, Nördlingen

Vorwort

Die Endoskopie hat in den letzten Jahren stetig an Bedeutung gewonnen und ist in der gesamten Medizin unverzichtbar geworden. Im Bereich der Notfallmedizin haben endoskopische Verfahren das Spektrum der diagnostischen und therapeutischen Maßnahmen ebenfalls in vielfältigster Weise erweitert.

Durch eine frühzeitige Diagnosestellung, so z.B. bei der Lokalisation einer Blutungsquelle und dadurch bedingter rascherer Therapie, wurde die Prognose vieler Erkrankungen entscheidend verbessert. Die gezielte, bereits im Schockraum durchgeführte endoskopische Absaugung des Bronchialsystems kann das durch eine Aspiration bedingte progrediente Lungenversagen (ARDS) verhindern oder zumindest vermindern.

Ein weiterer prognostisch bedeutender Faktor ist das Vermeiden von Operationen, die alternativ durch endoskopische Methoden ersetzt werden. Eine Fremdkörperaspiration in die Lunge zum Beispiel, welche früher oftmals eine Thorakotomie erforderte, ist praktisch immer endoskopisch sanierbar.

Dieses Buch soll neben der Vermittlung präklinischer Erstmaßnahmen auch die Möglichkeiten der Endoskopie beim Notfallpatienten aufzeigen, um unter anderem dessen Prognose verbessern zu helfen.

Prof. Dr. med. Holger Rupprecht

Inhalt

Vorwort	**5**
Inhalt	**7**
1. Trauma	9
2. Rupturen und Perforation	29
Tracheal- und Bronchusruptur	30
Ösophagusruptur	33
Magenperforation	39
Colonperforation	40
3. Verätzungen	45
4. Obere gastrointestinale Blutung	51
Ösophagus	52
Blutungen aus Magen und Duodenum	58
5. Untere gastrointestinale Blutung	65
Colitis ulcerosa	71
Morbus Crohn	75
Divertikulose - Divertikulitis	77
Polypen	79
Hämorrhoiden	81
Karzinome	83
Angiodysplasien	85
Anal- und Rektumprolaps	85
Seltene Ursachen für Colonblutungen	87
6. Fremdkörper	93
Fremdkörper in den Luftwegen	94
Fremdkörper in Ösophagus, Magen, Dünndarm	109
Fremdkörper in Rektum und Colon	122
Literatur	**129**
Register	**131**

Trauma

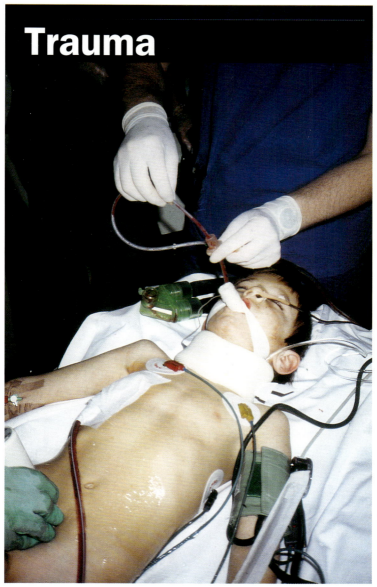

Abb. 1: Absaugen von Blut aus dem Tubus (schweres Thoraxtrauma mit Bronchusverletzungen)

1 Trauma

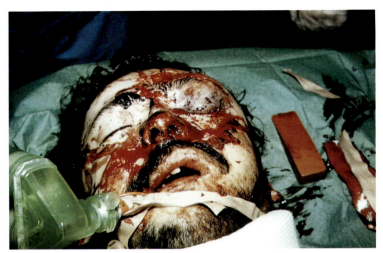

Abb. 2: Schwere Mittelgesichtsfraktur

Schwere Gesichtsschädelverletzungen (Abb. 2), meist im Rahmen eines Polytraumas, sind oft vital bedrohlich und bedürfen einer umgehenden Behandlung. Die zum Teil erheblichen Blutungen führen nicht nur zum hämorrhagischen Schock, sondern häufig auch zur Aspiration von Blut und damit zur möglichen Erstickung. Diese Aspiration wird dadurch noch begünstigt, daß in den meisten Fällen ein zusätzliches Hirntrauma vorliegt, welches mit Bewußtseinstrübung bzw. Bewußtseinsverlust und verminderten oder aufgehobenen Rachenreflexen einhergeht, die wiederum die Aspiration von (saurem) Mageninhalt (Abb. 3) begünstigen.

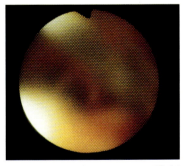

Abb. 3: »Verschwommene« Sicht durch das Endoskop bei massiver galliger Aspiration (Aufnahme aus dem Hauptbronchus)

Fremdkörper sind ein weiteres Gefahrenmoment, das zu einer lebensbedrohlichen Verlegung der Atemwege führen kann. Vor allem bei Kieferfrakturen (Abb. 4) können ausgeschlagene Zähne (Abb. 5), Prothesenteile oder Knochensplitter die Trachea oder die Bronchien obstruieren.

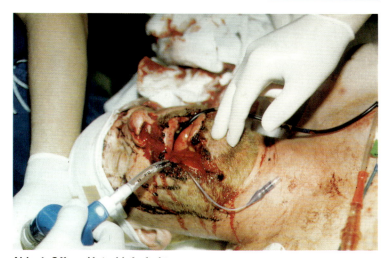

Abb. 4: Offene Unterkieferfraktur

Natürlich ist die Wiederherstellung von freien Atemwegen das oberste Prinzip bei der Erstversorgung. Da die genannten Verletzungen, wie bereits angeführt, besonders in Kombination mit einer Polytraumatisierung auftreten, sind stets einige therapeutische Konsequenzen zu beachten.

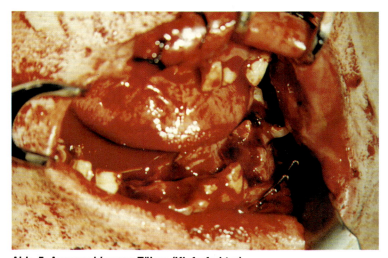

Abb. 5: Ausgeschlagene Zähne (Kieferfraktur)

1 Trauma

Bei der drohenden Aspiration, speziell bei einer zusätzlichen Bewußtseinstrübung, ist die Erstmaßnahme die **Seitenlage** mit leichter Überstreckung des Kopfes, um einen Abfluß von Blut und Schleim usw. nach außen zu gewährleisten. Diese Maßnahme muß sorgfältig bedacht werden, da bei einem begleitenden Wirbelsäulentrauma durch die Seitenlagerung eine Wirbeldislokation mit nachfolgender Querschnittslähmung provoziert werden könnte. Dies darf nur bei lebensbedrohlichen Situationen, d.h. bei drohender Erstickung, außer acht gelassen werden.

Wie klinische Untersuchungen zeigen, sind gerade Schädelhirntraumen, besonders Mittelgesichtsfrakturen, häufig mit einer Fraktur der Halswirbelsäule kombiniert. Stehen sofort entsprechende Hilfsmittel zur Verfügung, muß nach schneller manueller **Reinigung der Mundhöhle** diese unmittelbar mit großlumigen Absaugkathetern von Blut und Schleim etc. befreit werden.

Unglücklicherweise lassen sich Patienten mit diesem Verletzungsmuster oft nur sehr schwer mit Maske und Beatmungsbeutel ventilieren, da frakturbedingte Deformierungen (s. Abb. 4) eine suffiziente Abdichtung der Maske häufig nicht zulassen. Ein weiterer, sehr schwerwiegender Nachteil ist das »Einpressen« von Blut und evtl. Fremdkörpern in die tiefen Atemwege durch die Maskenbeatmung. Daher muß umgehend die schnellstmögliche **Intubation** angestrebt werden. Auf alle Fälle sollte in diesen Extremsituationen bei der Intubation auf die Gabe von Relaxantien verzichtet werden, da sonst bei einer Fehlintubation in relaxiertem Zustand der Patient regelrecht »vollläuft«.

Gerade diese Patienten bedürfen der sogenannten »Crash-Intubation«. Nur im intubierten Zustand ist es möglich, die Atemwege über den Tubus ausreichend von Blut oder anderem aspiriertem Material zu reinigen.

Anmerkung: Falls ein Fremdkörper die Trachea verschließt und nicht extrahiert werden kann, besteht nur noch die Möglichkeit, mit dem Tubus diesen Fremdkörper weiter nach peripher, in der Regel in den rechten Hauptbronchus vorzuschieben, so daß wenigstens einseitig belüftet werden kann. Der Fremdkörper kann dann anschließend in der Klinik endoskopisch entfernt werden.

Massive Mittelgesichtsblutungen (s. Abb. 2) erfordern umgehend die lokale **Blutstillung**. Zu diesem Zwecke müssen die Nasennebenhöhlen mit sogenannten Masing-Tuben (Abb. 6) oder behelfsmäßig mit einer improvisierten Bellocq-Tamponade tamponiert werden.

Trauma 1

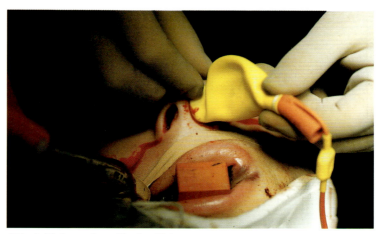

Abb. 6: Einlage eines Masing-Tubus

Bei dieser modifizierten Bellocq-Tamponade (Abb. 7) werden zwei Blasenkatheter transnasal eingeführt, im Rachen mit Kochsalzlösung blockiert (Überprüfung mit Spatel!) und anschließend fest von außen gegen die Choanen gezogen (Abb. 8). Zusätzlich müssen dann noch die Naseneingänge mit Kompressen u.ä. verschlossen werden.

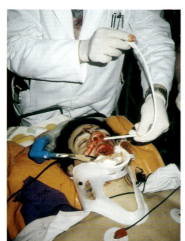

Abb. 7: Einführen eines Blasenkatheters in die Nase (modifizierte Bellocq-Tamponade)

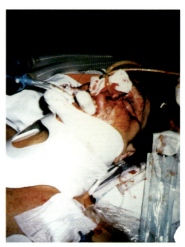

Abb. 8: Fixierter Blasenkatheter mit tamponiertem Naseneingang (Notfallbild)

1 Trauma

Starke Blutungen aus Mund- und Rachenraum (Abb. 9) benötigen die Tamponade mit Kompressen oder am besten mit sogenannten »Streifentamponaden« (Abb. 10).

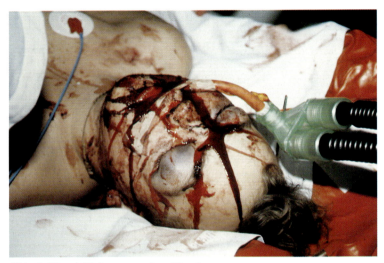

Abb. 9: Massivblutung aus dem Mund

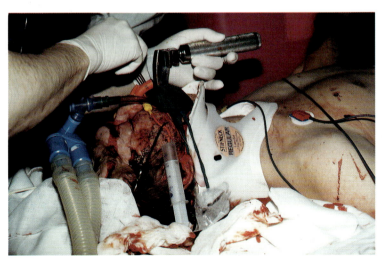

Abb. 10: Tamponade der Mundhöhle mit »Streifen«

Trauma

Selbstverständlich sind zur Bekämpfung des hämorrhagischen Schocks mehrere großlumige **Verweilkanülen** (z.B. 13er oder 14er Abbocaths) zu legen und große Volumenmengen zu infundieren (bevorzugt Plasmaexpander).

> **Merke:**
> Zur Dekompression des Magens wird eine Sonde oral (s. Abb. 4) und **nicht** nasal eingeführt (»via falsa« bei Basisfrakturen!).

Bei nachgewiesener Aspiration (Blut, Speisereste etc. im Absaugkatheter) wird die Atmung mit 100% Sauerstoff und PEEP-Beatmung unterstützt (falls die systemischen Blutdruckwerte dies zulassen!). Ein leichter PEEP von + 5 (»best PEEP«) ist fast immer durchführbar.

Poliklinische Versorgung

Bei Einlieferung in den Schockraum sind primär die basisdiagnostischen und therapeutischen Maßnahmen durchzuführen. Blutentnahme (Hb, Blutgruppe etc.), Sonographie des Abdomens, klinische Untersuchung sowie radiologische Abklärung des Schädels und der Halswirbelsäule (Übersichtsaufnahmen, CT) sind ebenso obligat wie eine Röntgen-Thorax-Übersichtsaufnahme.

Indikation zur Bronchoskopie

Praktisch bei jedem Thoraxtrauma und Aspirationsverdacht ist die Bronchoskopie (Abb. 11) indiziert, auf alle Fälle aber bei folgenden Symptomen und klinischen Zeichen:
1. Bluthusten
2. Absaugen von Blut (Tubus) (Abb. 1/12)
3. Hautemphysem (s. Abb. 89)
4. Hämatothorax
5. nicht ausgedehnte Lunge trotz regelrecht eingelegter großlumiger Thoraxdrainage (daher nach Einlage einer Drainage stets Röntgen-Thorax-Kontrolle!)
6. Mittelgesichts- und Kieferfrakturen (s. Abb. 2/4/5) mit Verdacht auf Fremdkörperaspiration (vor allem Zähne).

Wichtige Hinweise für den Arzt ergibt das Röntgen-Thorax-Bild, das u.a. folgende Informationen liefert:
1. Tubuslage (evtl. Tubuskontrolle vor Bronchoskopie)
2. erkennbare Fremdkörper (Abb. 13)
3. Lungen-»Verschattung« (Aspiration, Hämatothorax) (Abb. 14)

4. nicht ausgedehnte Lunge nach Thoraxdrainageneinlage (als Hinweis auf eine große Leckage (Abb. 15) im Bronchial- oder Trachealsystem).

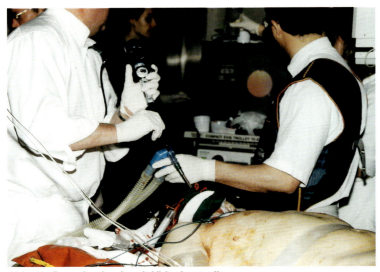

Abb. 11: Bronchoskopie mit Videokontrolle

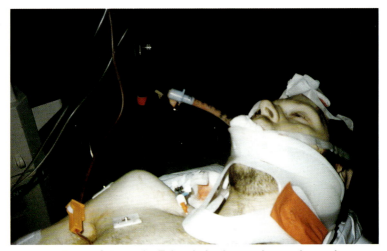

Abb. 12: Blutiger Schaum im Tubus bei schwerer Lungenkontusion

Trauma

Anmerkung: **Vor** der Bronchoskopie muß der Patient, speziell bei einem begleitenden Schädelhirntrauma, ausreichend analgosediert

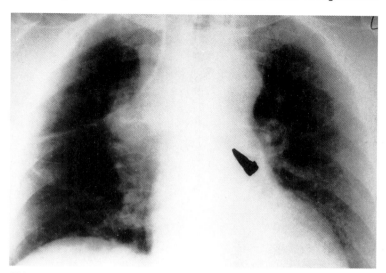

Abb. 13: **Fremdkörper (Zahn) in der linken Lunge**

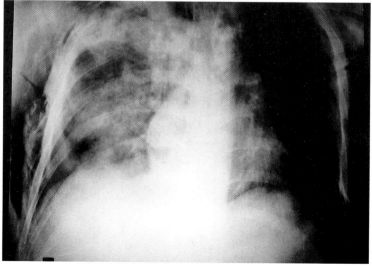

Abb. 14: **Ausgedehnte »Verschattung« der rechten Lunge**

Trauma

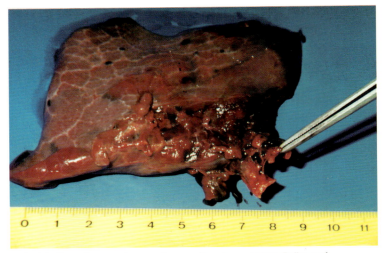

Abb. 15: Abgerissener Lungenlappen (postoperatives Präparat)

und relaxiert sein, um einen exzessiven Hirndruckanstieg durch die endoskopiebedingte Reizung der Atemwege zu vermeiden.

Um bei der Bronchoskopie wenigstens eine gewisse O_2-Zufuhr durch das Beatmungsgerät zu ermöglichen, wird die Untersuchung über ein

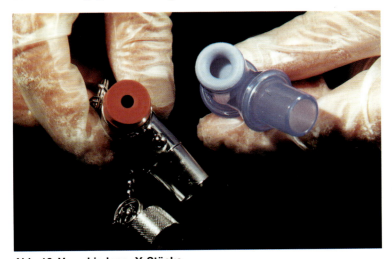

Abb. 16: Verschiedene »Y-Stücke«

Trauma 1

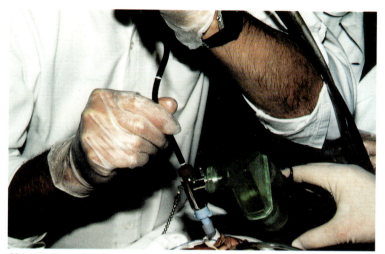

Abb. 17: Bronchoskopie über »Y-Stück« mit gleichzeitiger O_2-Zufuhr

spezielles »Y-Stück« durchgeführt (Abb. 16/17). Die Bronchoskopie muß rasch erfolgen, um die Hypoxiezeit möglichst gering zu halten. Man sollte stets bedenken, daß der traumatisierte Patient, vor allem bei Beteiligung des Zentralnervensystems, auch für sehr kurze Phasen der Sauerstoffverarmung ausgesprochen vulnerabel ist. Gegebenenfalls wird die Bronchoskopie in kurzen Abständen mehrfach durchgeführt und der Patient zwischenzeitlich mit 100% Sauerstoff beatmet.

Bei der Bronchoskopie werden schnell alle Ostien abgesaugt und von Blut oder Mageninhalt befreit. Bei schwieriger Entfernung, z.B. aufgrund von koaguliertem Blut (Abb. 18), werden die Ostien über das Bronchoskop mit 0,9%iger Kochsalz- oder besser mit Tacholiquin-Lösung® angespült, verflüssigt und abgesaugt. Diese Notbronchoskopie dient also therapeutischen und auch diagnostischen Zwecken. Bei Erkennen von pathologischen Zuständen wird umgehend die Therapie durchgeführt. Das gilt auch für aspirierte Fremdkörper, z.B. Zähne (Abb. 19) oder Knochenstücke, welche mit speziellen Faßzangen, »Körbchen« u.ä. (Abb. 20) extrahiert werden.

Des weiteren liefert die Bronchoskopie Entscheidungshilfen, ob ein konservatives Vorgehen beizubehalten oder eine operative Intervention vonnöten ist (z.B. bei schweren Blutungen aus einem Lungenlappen). In Ausnahmefällen kann die Plazierung eines Fogarty-Katheters, der

1 Trauma

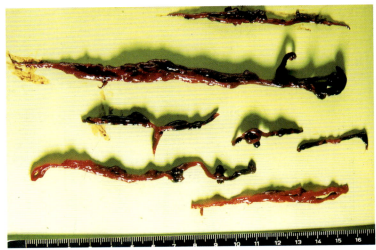

Abb. 18: Blutkoagel aus verschiedenen Bronchusostien

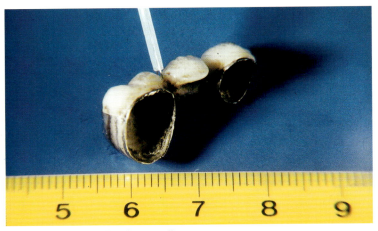

Abb. 19: Entferntes Prothesenteil

endoskopisch in den betreffenden Bronchus eingeführt und geblockt wird, dazu beitragen, den Blutverlust bis zur endgültigen operativen Sanierung möglichst gering zu halten. Inwieweit ein bronchoskopisch diagnostizierter Bronchuseinriß (s. Abb. 31) operativ versorgt werden muß, hängt auch vom Ausmaß der »Luftleckage« ab, d.h. davon, ob eine

Trauma 1

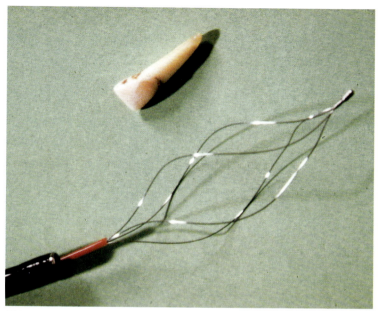

Abb. 20: Mit »Körbchen« entfernter Zahn

Thoraxdrainage ausreicht, um eine völlige Expansion der Lunge zu gewährleisten.

In der Regel muß jedoch eine Rupturstelle, die für das Endoskop (Bronchoskop) passierbar ist, operativ angegangen werden. Bei Bronchusrupturen mit Blutungen (Abb. 21) ist die OP-Indikation streng zu stellen. Nur bei klinisch relevanten Blutungen ist eine operative Versorgung indiziert. Klinisch relevant sind Blutungen, die endoskopisch nicht zu stillen (z.B. Unterspritzen, Fibrinklebung, Laser etc.) und die innerhalb von sechs Stunden nicht beherrschbar sind bzw. vor dieser Zeitgrenze eine akute kreislaufwirksame Schocksymptomatik entwickeln.

Eine **Trachealruptur** ist in jedem Fall chirurgisch zu sanieren, da eine Infektion des Mediastinalraumes droht (hohe Letalität!).

Bei Thoraxverletzungen denkt man zwangsläufig an eine Mitbeteiligung des Lungenparenchyms bzw. der Trachea und Bronchien. Jedoch wird praktisch nie an eine Läsion des **Ösophagus** (s. Abb. 37) gedacht.

1 Trauma

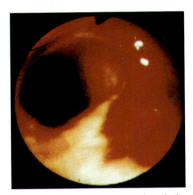

Abb. 21: Linker Hauptbronchus frei, rechts massive Blutung

Besonders bei großen Gewalteinwirkungen (Überrollen, Verschüttung etc.) sollte immer an eine solche Mitbeteiligung gedacht werden. Leider werden diese Patienten erst Stunden oder Tage später im Rahmen einer allgemeinen Sepsis auffällig, bei der dann in vielen Fällen die Therapie zu spät kommt (Mediastinitis!).

Wache Patienten verspüren gelegentlich bei einer Ruptur des Ösophagus brennende retrosternale Schmerzen, die jedoch sehr unspezifisch sind. Andererseits sind die meisten Patienten im Rahmen der Polytraumatisierung bewußtseinsgetrübt oder andere Verletzungen stehen im Vordergrund. Die einzige Möglichkeit der Früherkennung liegt somit in der routinemäßigen Endoskopie des Ösophagus, die noch in der Ambulanz, jedoch spätestens im OP durchzuführen ist.

Viele Läsionen lassen sich bei frühzeitiger Identifizierung relativ einfach chirurgisch beheben (Übernähung und Drainage); bei Überschreiten eines bestimmten Zeitlimits steigt aufgrund der fortgeschrittenen Infektion die Letalität drastisch an und die Versorgung der Perforation erfordert dann ausgedehnte und häufig mehrfache Nachoperationen.

> **Zusammenfassung:**
> Schädeltraumen, besonders in Kombination mit Gesichtsschädelzertrümmerungen, führen häufig zur Aspiration von Blut und »Fremdkörpern« (Knochenteile, Zähne usw.). Diese gefährden den Patienten nicht nur akut, indem sie möglicherweise zur Erstickung führen, sondern sie können bei zu später Extraktion auch zu schweren Spätkomplikationen führen (z.B. Lungenabszeß (Abb. 22)). Ein ähnliches Problem bieten Läsionen im Ösophagus, die meist erst an den septischen Folgezuständen erkannt werden und dann bereits eine sehr hohe Sterberate aufweisen. Daher ist bei jedem Thoraxtrauma frühestmöglich eine Bronchoskopie **und** eine Ösophagogastroskopie durchzuführen.

Trauma 1

Die seltenen, traumatisch bedingten **Perforationen des Magens und des Darmes** werden im Rahmen des Polytraumas oft nicht erkannt bzw. verkannt, besonders wenn präklinisch eine Schmerzmittel- oder gar Relaxantiengabe notwendig wird, die dann eine aussagekräftige klinische Untersuchung des Abdomens unmöglich macht. Im Vergleich dazu bedingt beim wachen, ansprechbaren Patienten eine Magenperforation (Abb. 23) einen heftigen Schmerz im Epigastrium mit Übelkeit, evtl. Erbrechen und einer Schocksymptomatik. Auffällig ist die ausgeprägte Abwehrspannung im Oberbauch (»bretthartes« Abdo-

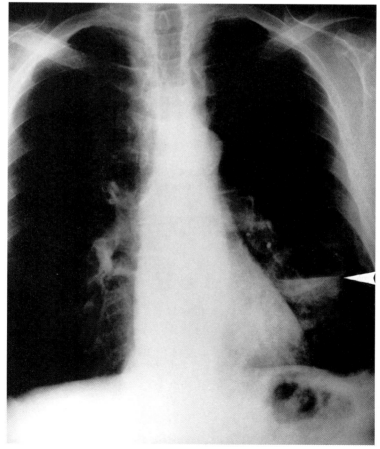

Abb. 22: Lungenabszeß mit »Spiegelung« (Pfeil)

Trauma

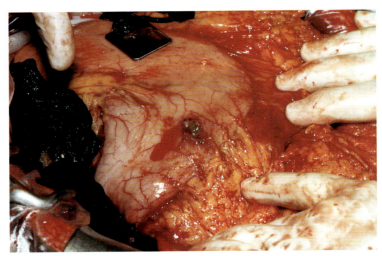

Abb. 23: Perforation an der Magenvorderwand

men), die, wie bereits angeführt, bei bewußtseinsgetrübten bzw. medikamentös vorbehandelten Patienten nicht mehr nachzuweisen ist.

Bei jedem Thorax- bzw. Polytraumatisierten muß im Schockraum routinemäßig eine **sonographische Abklärung** des Abdomens durch-

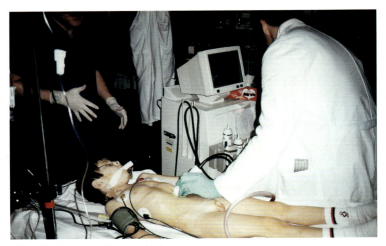

Abb. 24: Sonographie des Abdomens

Trauma 1

geführt werden (Abb. 24). Findet sich bei dieser Erstuntersuchung keine freie Flüssigkeit als Hinweis für eine intraabdominelle Blutung, die eine Laparotomie notwendig machen würde, werden Darmrupturen oft erst Stunden oder sogar Tage später durch septische Zeichen auffällig.

Die Diagnostik wird zusätzlich erschwert, da das röntgenologische Zeichen der Perforation, die »freie Luft« (»Luftsichel«) (s. Abb. 40) unter dem Zwerchfell des öfteren nicht nachzuweisen ist. Selbst die Kontrastmittelgabe führt durch »Abdeckung« der Perforationsstelle oft nicht zu einem Extravasat und damit zum Nachweis einer Leckage.

Da eine frühzeitige Diagnose wegen der ausgeprägten septischen Komplikationen entscheidend für die Prognose ist, sollte bei entsprechender Traumaanamnese (z.B. Einklemmung, Überrollen etc.) und bei Verdacht auf eine Magen- oder Duodenalruptur zumindest eine **Gastroduodenoskopie** durchgeführt werden.

Bei bewußtseinsklaren Patienten bewirkt eine freie intraabdominelle Duodenalruptur aufgrund der peritonealen Reizung starke Schmerzen. Retroperitoneale Rupturen (Abb. 25) werden oft verzögert symptomatisch (1 - 2 Tage). Die retroperitoneale Phlegmone führt dann zu uncharakteristischen Zeichen mit Fieber, Erbrechen und auch zur

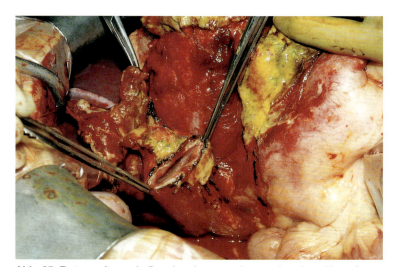

Abb. 25: Retroperitoneale Duodenalruptur mit umgebendem Abszeß

1 Trauma

Bauchdeckenspannung. In dieser Phase findet man bereits ein schweres septisches Krankheitsbild mit nach wie vor hoher Letalität.

Tiefere Dünndarmabschnitte entziehen sich weitgehend der endoskopischen Abklärung. Wie bereits angeführt, wird in diesen Abschnitten die Diagnose erst verspätet gestellt und zeigt im Vergleich zur Frühversorgung dementsprechend höhere Komplikations- und Letalitätsraten.

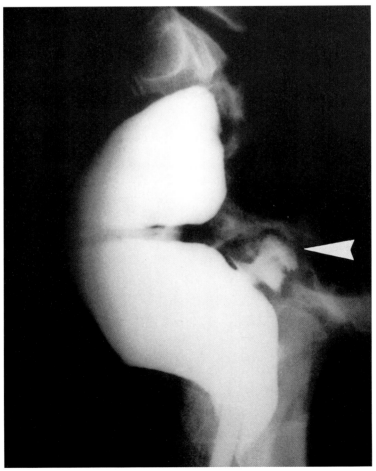

Abb. 26: Kontrastmittelaustritt (➡) bei traumatischer Colonperforation

Trauma 1

Bei Verdacht auf Zerreißung im Dickdarmbereich (z.B. Blutnachweis bei der digitalen Austastung) wird der Nachweis primär durch einen Kontrastmitteleinlauf (Abb. 26) mit einem wasserlöslichen Mittel (Cave: Barium-Peritonitis!) geführt.

Rupturen und Perforation

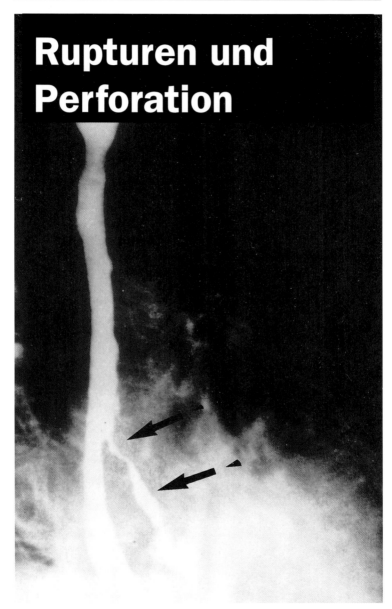

Abb. 27: Kontrastmittelaustritt (Perforation nach Bougierung) (➡)

2 Rupturen und Perforation

Die verschiedenen Organverletzungen und -perforationen sind häufig nicht traumatisch, sondern durch andere Ursachen, z.B. endoskopisch bedingt.

Tracheal- und Bronchusruptur
Nach den Traumen werden diese Läsionen am häufigsten durch diagnostische Maßnahmen, vor allem durch die **starre** Bronchoskopie hervorgerufen. Diese Perforationen werden durch pathologische Veränderungen (in der Hauptsache Tumorinfiltrationen) besonders begünstigt.

Bei einer Luftröhrenverletzung treten unmittelbar nach der Manipulation Hustenattacken auf, die eine Aspiration auslösen können. Luftnot und Hämoptysen sowie ein rasch zunehmendes Hautemphysem (Pneumothorax) (s. Abb. 89) sind die Leitsymptome.

Bei einer Bronchusläsion imponiert klinisch ein Pneumothorax. Dieser kann sich zum Spannungspneumothorax entwickeln und die klassischen Zeichen wie Dyspnoe und Halsvenenstauung aufweisen (Abb.28). Bei größeren Leckagen entwickelt sich ein unter Umständen monströses Hautemphysem (Abb. 29/30) im Thorax- und im Halsbereich.

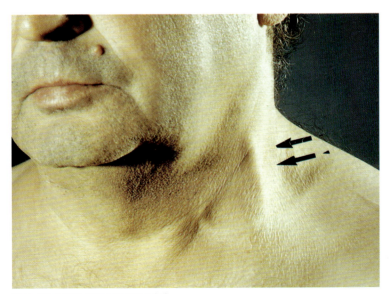

Abb. 28: Halsvenenstauung (➡)

Rupturen und Perforation 2

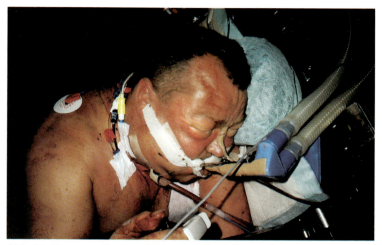

Abb. 29: Massives Hautemphysem bei Bronchusabriß

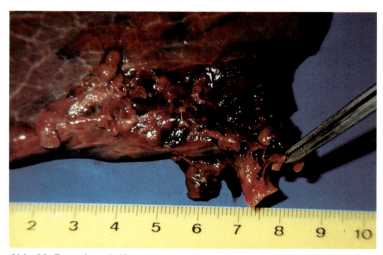

Abb. 30: Bronchusabriß und Lungenlappen (pathologisches Präparat)

Als Erstmaßnahme muß eine großlumige Thoraxdrainage (Charrière 28 - 32) in Bülau-Position eingelegt werden. Kleinere Drainagen sind in der Regel nicht in der Lage, die austretende Luft suffizient abzusaugen und somit den Pneumothorax zu beseitigen.

2 Rupturen und Perforation

Bei kleineren Bronchuseinrissen (Abb. 31), bei denen der Drainagesog eine vollständige Ausdehnung der Lunge bewirkt (Röntgen-Thorax-Kontrolle!) ist die Drainage bereits die definitive Therapie.

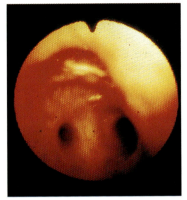

Abb. 31: Bronchuseinriß (➡)

Größere Leckagen im Bronchialbaum, welche große Luftfisteln bedingen, so daß selbst ein maximaler Sog an der Thoraxdrainage keine Lungenausdehnung bewirkt, sind operativ über eine laterale Thorakotomie zu versorgen. Über die genaue Lage und Größe der Perforation kann nur mit dem flexiblen Endoskop eine Aussage getroffen werden. Ist dies in Ausnahmefällen nicht möglich, muß über das Bronchoskop eine ge-

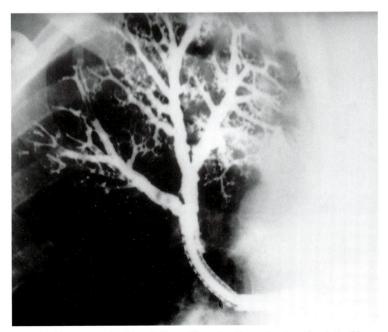

Abb. 32: Kontrastmitteldarstellung über das Bronchoskop (rechter Oberlappen kontrastiert)

Rupturen und Perforation 2

zielte Bronchographie mit Hydrast® (Abb. 32) durchgeführt werden. Eventuell kann ein Thoraxcomputertomogramm weitere Informationen liefern (z.B. Emphysemblase).

Trachealrupturen müssen in jedem Fall operativ saniert werden (Mediastinitis!). Im Notfall wird unter fiberoptischer Kontrolle ein Tubus in Höhe der Perforationsstelle geschoben, so daß der Tubuscuff als temporäre abdichtende Maßnahme fungieren kann.

Ösophagusruptur

Verschluckte Fremdkörper bzw. deren Extraktion, Biopsien (Tumore) oder die Bougierung von Stenosen (s. Abb. 27) können zur Perforation führen. In der Regel setzen Symptome wie starke retrosternale Schmerzen, welche zum Rücken ausstrahlen können, schlagartig ein. Bei hohen Perforationen im zervikalen Anteil finden sich ausgeprägte Schmerzen im Halsbereich. Eine teilweise ausgedehnte Halsschwellung, ausgelöst durch ein subkutanes Emphysem, findet sich in fast allen Fällen. Kurzfristig (nach einigen Stunden) kommt es durch die Keimverschleppung zur Reaktion im Mediastinum mit Fieber, Tachykardie und Leukozytose bis hin zum Vollbild des septischen Schocks. Daher sollte beim geringsten Verdacht auf eine Perforation, vor allem nach einer instrumentellen Manipulation, eine flexible Ösophagoskopie zur Verifizierung durchgeführt werden.

Eine Gastrografinpassage zeigt nicht in jedem Fall den Defekt an, da zum Beispiel eine Schleimhautfalte die Perforationsstelle überdecken kann, so daß das Gastrografin über die Läsion »läuft« und im Röntgenbild eine regelrechte Passage vortäuscht. Doch selbst beim Nachweis der Verletzung mittels Gastrografin (Abb. 33) ist diese Methode sehr ungenau im Gegensatz zur Endoskopie, mit der die exakte Lage, das Ausmaß der Verletzung und ggf. die Ausdehnung auf Nachbarstrukturen festgelegt werden kann.

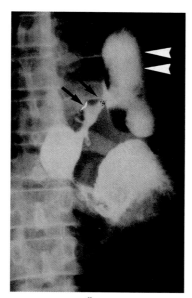

Abb. 33: Große Ösophagusperforation (➡ : Kontrastmittelaustritt, ▱ : Kontrastmitteldepot)

2 Rupturen und Perforation

Neben flankierenden Maßnahmen wie einer hochdosierten Antibiotikagabe (Breitspektrumantibiose, z.b. Cephalosporine und Aminoglykoside), Schockbekämpfung und gegebenenfalls einer frühzeitigen Intubation ist schnellstmöglich eine Thoraxdrainage einzulegen. Dies ist vor allem bei erforderlicher Verlegung in ein thoraxchirurgisches Zentrum unbedingt notwendig, da sich häufig ein Pneumo- oder Hämatothorax (Abb. 34) oder sogar ein Spannungspneumothorax entwickeln kann.

Die Auskultation und das Röntgen-Thorax-Bild geben den Hinweis für die Seite der Thoraxdrainageneinlage. Ein Erguß oder Pneumothorax findet sich meistens auf der linken Brustkorbseite.

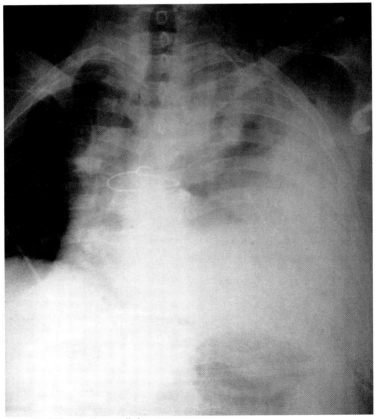

Abb. 34: Hämatothorax links

Rupturen und Perforation 2

Bei kleinen Einrissen (Abb. 35) im zervikalen Ösophagusanteil ohne ausgeprägte Entzündungsreaktion ist primär eine Drainagebehandlung mit endoskopischer Spülung und späterer Fibrinklebung indiziert. Größere Defekte erfordern die operative Freilegung am Vorderrand des Musculus sternocleidomastoideus bei zervikalen Verletzungen oder eine laterale Thorakotomie bei Rupturen im mittleren und unteren Speiseröhrendrittel. Bei frühzeitiger Diagnose ist in der Regel eine Übernähung des Defektes möglich. Zusätzlich kann zur Sicherung der Nahtreihe ein präparierter »Pleuralappen« (Abb. 36) aufgesteppt werden.

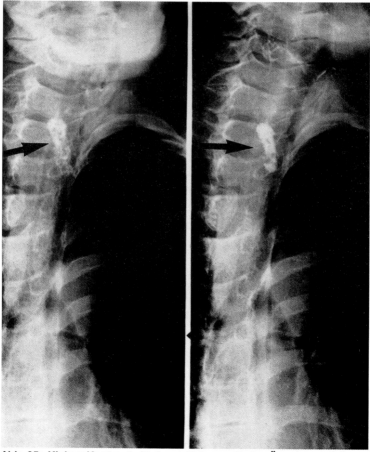

Abb. 35: Kleiner Kontrastmittelaustritt im zervikalen Ösophagus (➡)

2 Rupturen und Perforation

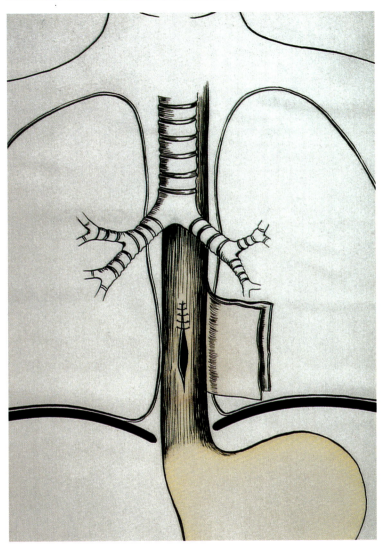

Abb. 36: Pleuralappen zur Deckung der Ösophagusperforation

Ausgedehnte, infizierte Wundverhältnisse (Abb. 37) machen, speziell bei einem schlechten Allgemeinzustand, unter Umständen sogar eine »Ruhigstellung der Speiseröhre« durch Anlage eines Ösophagosto-

Rupturen und Perforation

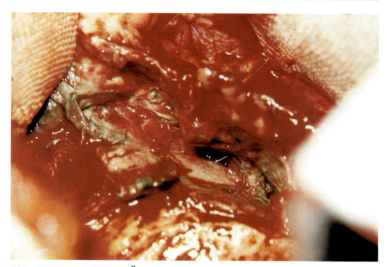

Abb. 37: Ausgedehnte Ösophaguszerreißung mit Abszeßbildung (intraoperatives Bild bei linksseitiger Thorakotomie)

mas am Hals (»Speichelfistel«) und Verschluß des ösophago-gastralen Überganges (Abb. 38) sowie die Anlage einer Ernährungssonde (Magen, Jejunum) notwendig. In jedem Fall ist zusätzlich eine Spül-Saug-Drainage (großlumige Thoraxdrainagen) im Wundgebiet anzulegen.

Anmerkung: Bei der Freilegung der Perforationsstelle hat sich die intraoperative Endoskopie bewährt, da das Endoskop als »Leitschiene« dient und dem Operateur die genaue Ausdehnung der Rupturstelle aufzeigen kann.

Sonderfall Spontanruptur (Boerhaave-Syndrom):

Meist bei Alkoholikern, infolge von starkem Erbrechen auftretend, kann es zur Spontanruptur der Speiseröhre kommen, die zu plötzlichen ausgeprägten retrosternalen oder epigastrischen Schmerzen führt. Nach wiederholtem Erbrechen tritt meist eine Hämatemesis auf.

Die schlitzförmige Ruptur ist gewöhnlich oberhalb der Kardia lokalisiert (3 -10 cm). Die Perforationsstelle läßt sich je nach Lokalisation entweder von abdominell oder von thorakal versorgen, wobei ebenfalls eine Übernähung, gegebenenfalls eine Abdeckung mit einem Pleuralappen durchgeführt wird. Wegen der oft verspäteten Diagnose ist die Prognose der Spontanruptur sehr schlecht. Septische Komplikationen führen

2 Rupturen und Perforation

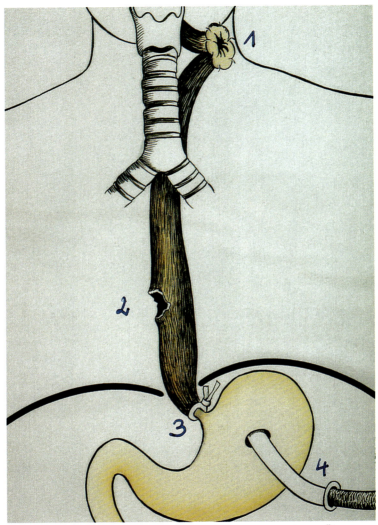

Abb. 38: 1. »Speichelfistel«, 2. Perforation, 3. Verschluß am Übergang Speiseröhre/Magen, 4. Ernährung

u.a. zum Pleuraempyem, zur Perikarditis oder Mediastinitis. Nach den ersten 24 Stunden beträgt die Letalität etwa 25% und steigt kontinuierlich bis zum zweiten Tage auf etwa 100% an.

Rupturen und Perforation

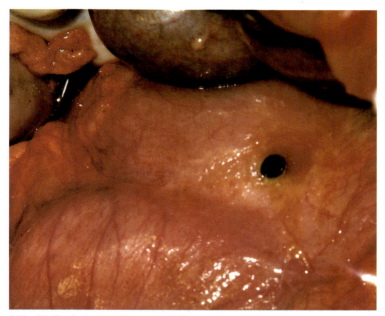

Abb. 39: Perforiertes Ulcus mit Galleaustritt

Magenperforation

Die Magenperforation ist die häufigste Komplikation eines peptischen Magenulcus (Abb. 39) bzw. eines Duodenalulcus (überwiegend präpylorisch lokalisiert). In der Regel liegt eine klassische Anamnese vor, vor allem gekennzeichnet durch Einnahme von ulcerogenen Substanzen wie Aspirin, »Rheumamittel« oder Cortison.

Das typische Bild zeigt einen schlagartig einsetzenden Schmerz im Oberbauch, im weiteren Verlauf kombiniert mit zunehmender Schocksymptomatik. Klassisch ist die »brettharte« Abwehrspannung im Oberbauch. Die Abdomenübersichtsaufnahme bzw. das Röntgen-Thorax-Bild zeigen in der Regel eine rechtsseitig gelegene »Luftsichel« (Abb. 40) unter dem Zwerchfell, die aber nicht in jedem Fall zu finden ist. Andererseits kann freie Luft unter der Zwerchfellkuppel auch Ausdruck einer Perforation eines anderen Hohlorganes sein, das ebenfalls zu Abwehrspannung im Abdomen und zur Schocksymptomatik führen kann. Aus diesem Grunde sollte auch bei vermeintlich sicherer Diagnose der Magenperforation eine flexible Gastroskopie durchgeführt werden. Die häufig noch geäußerte Befürchtung, daß

2 Rupturen und Perforation

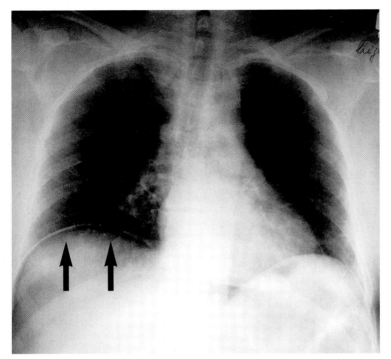

Abb. 40: »Luftsichel« unter dem rechten Zwerchfell (➡)

durch diese Maßnahme vermehrt kontaminierter Speisebrei in die Bauchhöhle gepreßt wird, ist irrelevant, da die Infektion durch die stattgefundene Perforation bereits vorliegt.

Im anderen Fall sind beim Ausschluß eines Ulcus bzw. dessen Perforation weitere diagnostische Maßnahmen (z.B. Colonkontrasteinlauf, CT) durchzuführen.

Colonperforation
Die diagnostische Coloskopie und die Polypektomie sind seit Jahren etablierte Routineverfahren mit sehr geringer Perforationsrate. Dennoch muß diese Möglichkeit immer in Betracht gezogen werden, wenn ein Patient unmittelbar nach der Untersuchung über Schmerzen klagt. Ein gebläHtes Abdomen mit Druckschmerzen, Abwehrspannung oder sogar Schockreaktionen macht eine Abklärung des Colons (Gastrografineinlauf) unumgänglich.

Rupturen und Perforation 2

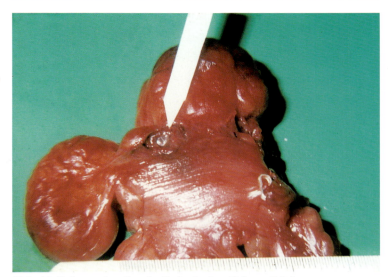

Abb. 41: Colonperforation (pathologisches Präparat) (➡)

> **Merke:**
> Eine Colonperforation kann erst nach Stunden symptomatisch werden (Schmerzmittelgabe bei der Untersuchung verschleiert den Abdominalbefund!).

Daher muß beim geringsten Verdacht die Klinikeinweisung erfolgen. Eine Röntgenübersichtsaufnahme im Stehen oder in Linksseitenlage kann durch Nachweis von »freier Luft« bereits den Verdacht erhärten. Jedoch spricht das Fehlen von »freier Luft« nicht gegen eine stattgefundene Perforation. Bei entsprechender klinischer Symptomatik (Druckschmerzen, Abwehrspannung) muß durch Kontrastmitteleinlauf (s. Abb. 26) die Läsion ausgeschlossen bzw. bestätigt werden.

Anmerkung: Bei jeder endoskopischen Untersuchung mit diesbezüglich notwendiger Luftinsufflation sollte **vorher** eine Sonographie (s. Abb. 24) durchgeführt werden, da sonst die sonographische Beurteilung erheblich eingeschränkt oder sogar unmöglich ist.

Bei jeder nachgewiesenen Perforation ist natürlich die sofortige Breitspektrumantibiose und Schockbekämpfung unumgänglich.

2 Rupturen und Perforation

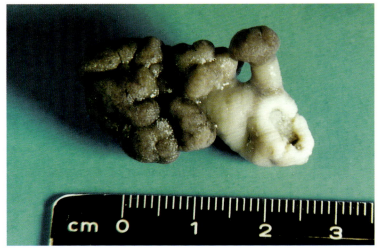

Abb. 42: Endoskopisch abgetragener Polyp (Präparat)

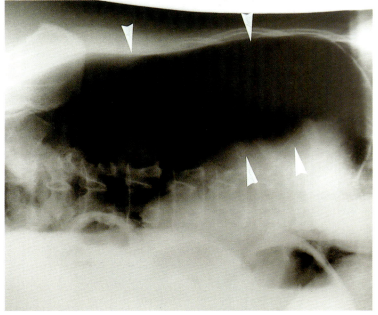

Abb. 43: Ausgedehnte Luftansammlung (Colonperforation) (➡)

Rupturen und Perforation 2

Fallbeispiel:
Bei einem 56jährigen Patienten wurden in einer internistischen Praxis eine Coloskopie sowie eine Polypektomie (Abb. 42) durchgeführt. Vor der Untersuchung war dem Patienten eine Ampulle Dolantin® i.m. verabreicht worden. Der Patient wurde zwei Stunden nach der Untersuchung beschwerdefrei nach Hause entlassen.
Nach weiteren drei Stunden verspürte er ein dumpfes Druckgefühl im Unterbauch und »ziehende Schmerzen«. Er wurde kaltschweißig und verspürte sogar in Ruhe starkes »Herzklopfen«. Der zu Hilfe gerufene Notarzt fand einen kaltschweißigen, blassen Patienten mit einem systolischen Blutdruck von 80 mmHg sowie einer Pulsrate von 130 Schlägen/min vor. Beim Beklopfen der Bauchdecke zeigte der Patient typische peritonitische Zeichen. Nach Legen von zwei venösen Zugängen und Volumensubstitution wurde der Patient in die Klinik transportiert.
Die in Linksseitenlage (Abb. 43) durchgeführte Abdomenübersichtsaufnahme zeigte massiv freie Luft als Ausdruck der stattgefundenen Perforation. Diese konnte noch endgültig durch einen Gastrografineinlauf, d.h. durch Kontrastmittelaustritt in die freie Bauchhöhle am Übergang Sigma/Colon descendens bestätigt werden.

Verätzungen

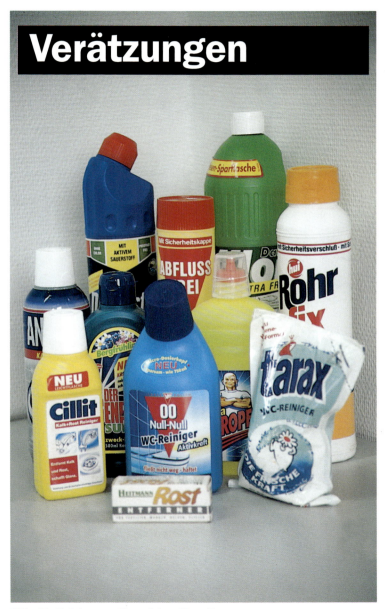

Abb. 44: Gefahrenquellen gibt es überall

3 Verätzungen

Bei versehentlicher oder in suizidaler Absicht durchgeführter Einnahme von Laugen oder Säuren werden wegen der extremen Schmerzsensationen meistens nur kleine Mengen verschluckt. Jedoch führen je nach Konzentration des Ätzstoffes selbst wenige Milliliter zu schwersten Gewebeschäden.

Bei der präklinischen Untersuchung können Ätzspuren an den Lippen und im Mund Hinweise für eine Ingestion geben, die sogar eine gewisse Differenzierung zulassen. Weiße Ätzspuren finden sich bei Salzsäureeinwirkung, gelbe weisen auf eine Phosphoraufnahme hin, während schwarze Ätzspuren bei Schwefelsäure nachweisbar sind. Ein blutiger Schorf kann bei Laugenverätzung beobachtet werden. Es gilt jedoch zu bedenken, daß bei starken Laugenverätzungen trotz schwerer Läsionen der Speiseröhre hinweisende Mundverletzungen fehlen können. Blut oder Schleimhautfetzen in Erbrochenem sind in der Regel Ausdruck einer starken Säure- oder Laugeneinwirkung. Enorm wichtig ist die Sicherstellung bzw. Identifizierung des Giftstoffes, da dieses für die Erstbehandlung von entscheidender Bedeutung ist.

Bei **starken Säuren** (pH $\leq$ 2), z.B. »Batteriewasser« oder Toilettenreiniger, kann die Aufnahme von Wasser (in der Absicht, die Säure zu verdünnen) zu einer ausgeprägten exothermen Reaktion führen, welche durch die Hitzeentwicklung einen zusätzlichen Verbrennungsschaden der Schleimhaut bewirkt. Die Verdünnung von konzentrierter Schwefelsäure mit Wasser führt zu einem Temperaturanstieg von 80 Grad Celsius, der zum Kochen des Mageninhalts und zur »Dampfexplosion« im Gastrointestinaltrakt führen kann. Säuren gelangen meist schnell in den Magen und bleiben zunächst im Antrum liegen (Pylorusspasmus!). Bei **schwachen Säuren** ist die Spülung mit reichlich Wasser in der präklinischen Versorgung erlaubt. Bei starken Säuren wird dagegen zunächst der Mageninhalt über eine nasogastrale Sonde entleert und anschließend über diese der Magen mit Wasser gespült.

Im Gegensatz zu Säuren, welche Koagulationsnekrosen mit relativ festem Rand bilden, führen **Laugen** durch Koliquationsnekrosen zu schnell penetrierenden Verätzungen mit ausgedehnten Gewebezerstörungen, hauptsächlich im Ösophagus. Eine nasogastrale Aspiration ist daher wenig sinnvoll und sogar gefährlich, da die Sonde leicht zur Perforation führt. Unmittelbar nach Verschlucken der Lauge kann das Trinken von reichlich Wasser oder Milch noch einen gewissen, wenn auch geringen, Effekt erzielen: Es erfolgt ein »Auswaschen« der Lauge aus dem Ösophagus in den Magen. Gerade bei Laugenunfällen werden oft die oberen Luftwege betroffen, wobei die ausgedehnte

Verätzungen

Gewebsschwellung rasch zur Behinderung der Atmung führt. Daher ist eine frühzeitige Intubation indiziert - auch, weil eine Aspiration in die Lunge katastrophale Folgen nach sich zieht. Wegen der häufig extremen Schmerzen ist unter Umständen sogar eine Narkose erforderlich und daher sowieso die Intubation unumgänglich.

Präklinisches Management
Prinzipiell ist bei Ingestion von Ätzmitteln folgendes präklinisches Management anzuraten: Im Vordergrund steht die Schockbekämpfung durch großlumige Venenzugänge und reichlich Volumenzufuhr. Unverzichtbar ist die intravenöse Gabe von hochpotenten Analgetika (Morphinderivate), z.B. **Morphin** (Morphin Merck®) in einer Dosierung von **5 - 10 mg i.v.** für den Erwachsenen bzw. **0,05 - 0,1 mg/kg KG i.v.** bei Kindern/ oder **Fentanyl** (Fentanyl®) **0,1 mg** als Einzelgabe beim Erwachsenen oder **0,003 - 0,01 mg/kg KG** beim Kind. Bei Kindern ist nach Applikation dieser Analgetika praktisch immer die Intubation nötig. Bei extremen, nicht beherrschbaren Schmerzen wird vor Ort eine Narkose mit Fentanyl/Dormicum eingeleitet:

Erwachsene:
- Fentanyl 5 - 10 µg/kg KG
  (= 1 - 2 ml pro 10 kg KG) und
- Midazolam (Dormicum®) 0,1 - 0,2 mg/kg KG
- Etomidat (Hypnomidate®) 0,2 mg/kg KG (= 1 ml pro 10 kg KG)

- ggf. Succinylcholin (Lysthenon®) 1 mg/kg KG (= 1 ml der 1%igen Lösung pro 10 kg KG).

Speziell bei Verätzung mit starken Laugen sollte die frühzeitige Intubation durchgeführt werden, noch bevor die Zeichen der Atemwegsverlegung (Stridor, Dyspnoe und Zyanose) auftreten (s.o.). Wie bereits erwähnt, können bei bewußtseinsklaren Patienten als Erste-Hilfe-Maßnahme reichliche Mengen an Wasser getrunken werden; dies gilt **nicht** nach Verschlucken von starken Säuren. **Auf keinen Fall** dürfen bei allen Ätzmitteln Neutralisationsversuche (z.B. Laugenneutralisierung mit schwachen Säuren) durchgeführt werden, da diese exotherme Reaktionen mit sich führen. Ebenso ist das Auslösen von Erbrechen kontraindiziert, da es zu einer weiteren Verätzung der Speiseröhre und der Luftwege führt. Verboten ist zudem die Gabe von Abführmitteln, da es sonst zur zusätzlichen Schädigung des Darmes kommt.

Bei bewußtseinsklaren Patienten, die nicht intubationspflichtig sind, kann das Trinken eines viskösen Lokalanästhetikums **(Xylocain 2%ig)**

3 Verätzungen

in einer Dosierung von **10 - 15 ml** Linderung verschaffen. Die Gabe von Aktivkohle ist nicht indiziert, da sie weder bei Laugen noch bei Säuren irgendeinen Effekt erzielt und zudem die später notwendige Endoskopie erschwert oder sogar unmöglich macht.

Bei der Versorgung des Patienten sollte stets der Eigenschutz bedacht werden (Handschuhe, Brille!). Des weiteren muß immer das Ätzmittel sichergestellt werden, um weitere Auskünfte bei der nächsten Vergiftungszentrale zu erhalten.

Klinisches Management
Bei der Einlieferung in den Schockraum sind weiter die spezifischen Schockmaßnahmen durchzuführen. Eine Thoraxübersichtsaufnahme gibt Hinweise für eine mögliche Aspiration. Eine Sonographie des Abdomens zeigt beim Nachweis von freier Flüssigkeit eine Perforation

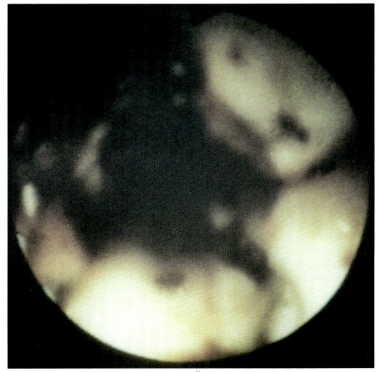

Abb. 45: Verätzte, schwarz verfärbte Ösophagusschleimhaut

Verätzungen 3

an. Simultan wird Blut abgezogen, vor allem zur Bestimmung von Hämoglobin, Hämatokrit, Leukozyten und Thrombozyten, ebenso muß die Blutgruppe festgestellt werden. Auf alle Fälle ist eine Blutgasanalyse erforderlich, da sich z.B. nach Verschlucken einer Säure eine metabolische Azidose entwickelt, die meist der i.v. Gabe von 8,4%iger Natriumbicarbonat-Lösung bedarf.

Bei nachgewiesener Perforation wird eine Breitspektrumantibiose eingesetzt. Auf Cortison wird wegen der Immunsuppression, vor allem in der Frühphase, im speziellen bei Perforation mit Infektion des Mediastinums, verzichtet.

Entscheidend ist die frühzeitige und wiederholte fiberoptische Endoskopie, da nur so das Ausmaß und die Ausdehnung der Verätzung (Abb. 45) festzulegen und die rechtzeitige Operation zu planen ist, die noch vor der drohenden Perforation und damit Keimverschleppung in das Mediastinum stattfinden sollte.

In der Hand des erfahrenen Endoskopikers ist eine instrumentelle Perforation kaum zu befürchten. Beim Nachweis einer Perforationsstelle ist die Endoskopie insofern von Vorteil, da durch die Läsion z.B. das Mediastinum sofort gespült und ausgesaugt werden kann. Mit dem Gastroskop kann außerdem der Magen abgesaugt und gespült

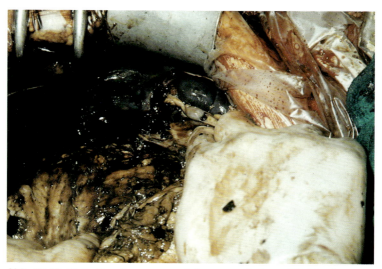

Abb. 46: Verätzte Bauchorgane nach Laugenaufnahme (OP-Foto)

werden (vor allem bei starken Säuren). Des weiteren wird dadurch die gezielte Entfernung von kompakten Salzen möglich.

Bei ausgedehnter Zerstörung des Ösophagus, insbesondere bei Perforation, muß die Speiseröhre entfernt und eine »Speichelfistel« am Hals (Ösophagostoma) angelegt werden. Der Magen wird an der Kardia verschlossen und der Patient über eine durch die Bauchdecke ausgeleitete Magen- oder Jejunalsonde ernährt. Bei Mitbeteiligung des Magens mit entsprechender Gewebezerstörung wird unter Umständen sogar zusätzlich die Gastrektomie notwendig (Abb. 46).

Erst nach Monaten kann nach völliger Ausheilung der mediastinalen Infektion eine Interposition von Magen oder Colon als Speiseröhrenersatz in Erwägung gezogen werden.

Obere gastrointestinale Blutung

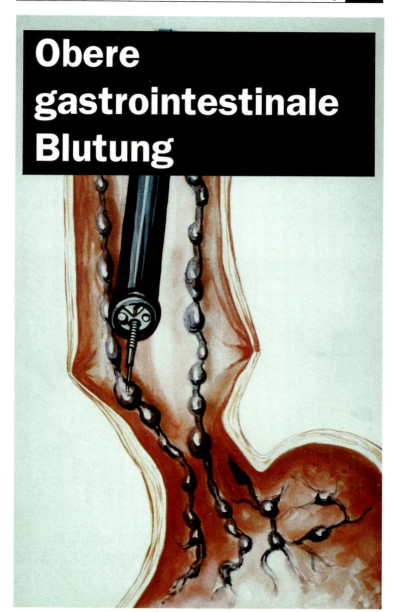

Abb. 47: Sklerosierung von Ösophagusvarizen

4 Obere gastrointestinale Blutung

Ösophagus

Zu den dramatischsten Blutungen zählen jene aus Ösophagusvarizen, die rasch zum schwersten hämorrhagischen Schock (»Blutsturz«) und zur Aspiration führen, vor allem wegen der häufig vorliegenden Somnolenz (Leberinsuffizienz!). Dementsprechend leitet sich die Ersttherapie vor Ort ab, die primär auf massiven Volumenersatz und die Sicherung der Atemwege durch Intubation abzielen muß. Bei Patienten mit Ösophagusvarizenblutungen handelt es sich überwiegend um Leberzirrhose-Patienten. Die durch die Leberinsuffizienz bedingte Verminderung verschiedener Gerinnungsparameter verstärkt die Blutung zusätzlich.

In der Klinik ist die Kreislaufstabilisierung durch Gabe von möglichst frischem Blut (alte Konserven sind reich an Ammoniak!) und Gerinnungsfaktoren vorrangig. Schnellstmöglich ist die Ösophagogastroskopie durchzuführen, um die Blutungsquelle zu lokalisieren und

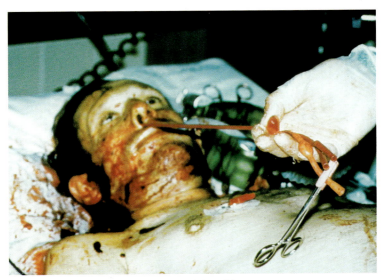

Abb. 48: Ballonsonde bei massiver Varizenblutung

simultan die Varizen zu sklerosieren. Ist im Notfall kein erfahrener Endoskopiker zur Hand, muß vorübergehend aus vitaler Indikation eine sogenannte Linton-Nachlaß-Sonde (Abb. 48) zur Kompression der Blutung eingelegt werden. Bei dieser Sonde muß alle 2 - 3 Stunden der pneumatische Druck kurzfristig nachgelassen werden, da es sonst zur

Obere gastrointestinale Blutung 4

Ischämie der Ösophaguswand mit möglicher Perforation in der Kardia bzw. im distalen Ösophagus kommen kann.

Im Gegensatz zur Sengstaken-Sonde hat die Linton-Nachlaß-Sonde den Vorteil, daß sie zusätzlich die Fundusvarizen (Abb. 49) komprimiert und zudem die Zufuhr zu den Ösophagusvarizen drosselt. Außerdem besteht bei der Sengstaken-Sonde die Gefahr der Dislokation, so daß es zum mechanischen Verschluß der Atemwege (im Larynxbereich) kommen kann.

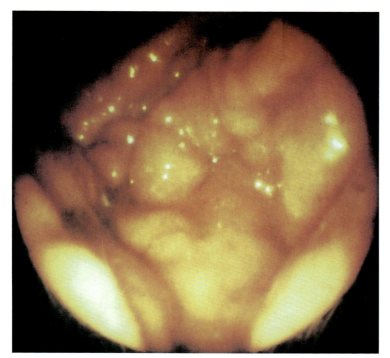

Abb. 49: Fundusvarizen

Technik:
Zur Sklerosierung der Ösophagusvarizen ist eine absolute Ruhigstellung des Patienten dringend erforderlich, um nicht Fehlinjektionen zu provozieren. Aus diesem Grunde ist, wenn

4 Obere gastrointestinale Blutung

nicht schon durchgeführt, die Intubation mit Narkose empfehlenswert. Nach Einstellung der Varizen (Abb. 50) wird mit der größtmöglichen Injektionsnadel oberhalb der Blutung tangential eingestochen (s. Abb. 47) und Fibrin (Tissucol®) in einer Dosierung von 1 - 2 ml injiziert. Meist reicht bei Fibringabe die einmalige Dosis aus. Alternativ kann, falls Fibrin nicht vorhanden ist, Aethoxysklerol 1%ig in einer Dosierung von 3 - 5 ml eingespritzt werden. Mit Aethoxysklerol sind meistens mehrere Nachinjektionen in Mengen von 3 - 5 ccm notwendig, bis die Blutung steht.

Die paravasale Injektion ist im Notfall nicht mehr anzuwenden und ist nur speziellen Indikationen vorbehalten.

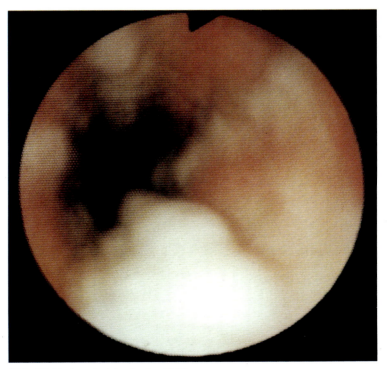

Abb. 50: Varizen bei 1 - 6 - 9 - 11 Uhr

Obere gastrointestinale Blutung 4

> **Merke:**
> Ca. 15% aller Patienten mit Ösophagusvarizen bluten aus Duodenalulcera oder aus hämorrhagischen Gastritiden. Aus diesem Grunde ist stets auch die Endoskopie des Magens notwendig.

Bei starken Blutungen ist differentialdiagnostisch das sogenannte **Mallory-Weiss-Syndrom** in Erwägung zu ziehen. Dabei kommt es typischerweise nach starkem Erbrechen im Bereich des Hiatus zu Längseinrissen (Abb. 51) der Schleimhaut. Prädisponiert sind Alkoholiker, schwangere Patienten und Kinder.

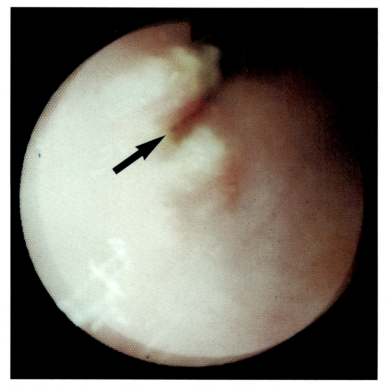

Abb. 51: Einriß der Schleimhaut bei Mallory-Weiss-Syndrom (➡)

4 Obere gastrointestinale Blutung

Bei Mallory-Weiss-Blutungen (Abb. 52) kann häufig durch die Anamnese ein typischer Verlauf eruiert werden. Nach einem heftigen »normalen« Erbrechen mit Speiseresten, Schleim usw. kommt es im weiteren Verlauf zu Übelkeit und teilweise zu Schockreaktionen (Tachykardie, Schweißausbruch etc.). Bei einem erneuten Erbrechen, oft erst nach mehreren Stunden, wird dann typischerweise Blut erbrochen. Auch bei diesen Patienten kann es so zu dramatischen Blutverlusten mit ausgeprägten Schockzuständen kommen.

Fallbeispiel:
Eine 65jährige Frau mußte einige Stunden nach dem Essen heftig erbrechen und entleerte dabei große Mengen an Speiseresten. Dies

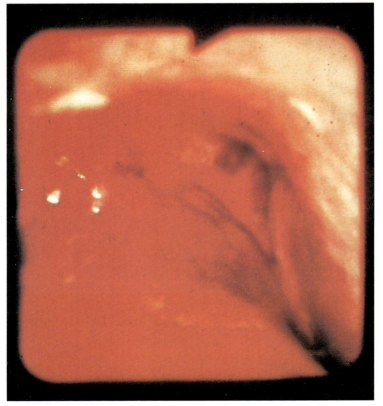

Abb. 52: Starke Blutung bei Mallory-Weiss-Syndrom

Obere gastrointestinale Blutung 4

wurde primär als Speisenunverträglichkeit gedeutet. Danach fühlte sich die Patientin nicht mehr wohl, klagte über ständige Übelkeit. Am nächsten Tage wurde die Patientin notfallmäßig eingeliefert, nachdem der zu Hilfe gerufene Notarzt eine schwer schockierte Frau mit Blutdruckwerten um systolisch 70 mmHg und einer ausgeprägten Sinustachykardie vorfand. Die Patientin mußte kurz zuvor Blut erbrechen.

Die in der Poliklinik notfallmäßig durchgeführte Ösophagogastroskopie zeigte einen mit Blut angefüllten Magen und einen großen Längseinriß im Hiatus, der durch Injektion von 2 ml Fibrin sicher gestillt werden konnte. Zusätzlich wurde die Gabe von sechs Erythrozytenkonzentraten zur Kreislaufstabilisierung notwendig.

> **Technik:**
> Bei dem Mallory-Weiss-Syndrom handelt es sich immer um Längseinrisse im Hiatus. Zur Blutstillung wird beidseits, parallel zum Einriß, intramural Fibrin (Tissucol®), jeweils in einer Dosierung von 1 - 2 ml, injiziert.

Entgegen landläufiger Meinung führen **Ösophaguskarzinome** (Abb. 53) extrem selten zu massiven Blutungen wie beim Mallory-Weiss-Syndrom oder bei Ösophagusvarizen. In der Regel imponieren diese Patienten durch einen chronischen Blutverlust, der dann bei persistierender Sickerblutung (Abb. 54) schließlich zum Schock führen kann. Es fehlt jedoch, wie bereits erwähnt, das massive Bluterbrechen.

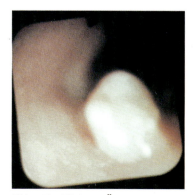

Abb. 53: Kleines Ösophaguskarzinom

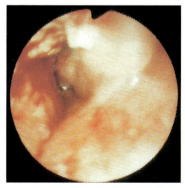

Abb. 54: Sickerblutung beim Ösophaguskarzinom

4 Obere gastrointestinale Blutung

Blutungen aus Magen und Duodenum
Etwa 50% der Blutungen aus dem oberen Gastrointestinaltrakt sind auf Ulcera im Magen oder im Zwölffingerdarm zurückzuführen, die je nach Blutungsintensität nur als »Teerstuhl« oder bei massiver Hämorrhagie als Abgang von hellrotem Blut imponieren. Besonders auffällig und gefährlich ist schwallartiges Erbrechen von sogenanntem »kaffeesatzartigen« Blut, von Koageln oder sogar von hellrotem Blut bei Massivblutungen. Eine zusätzliche Gefährdung ist dabei bei bewußtseinsgetrübten Patienten durch die erhöhte Aspirationsgefahr gegeben.

Die Anamnese liefert bereits wertvolle Hinweise auf die Blutungsursache; besonders begünstigende Faktoren wie Antikoagulantientherapie oder ulcerogene Medikamente (Cortison, Aspirin, sogenannte Rheumamittel) sind gezielt zu erfragen.

Neben der Bestimmung der Vitalparameter (Blutdruck, Puls) und Inspektion des Patienten (Kaltschweißigkeit, Blässe) sollte die Palpation des Abdomens zum klinischen Ausschluß einer Perforation (starke Schmerzen, Abwehrspannung) erfolgen. Die Auskultation des Thorax erhärtet den Verdacht auf eine Aspiration (»Rasselgeräusche«) und »drängt« zur frühzeitigen Intubation.

Präklinische Therapie:
1. bei instabilen Kreislaufverhältnissen zunächst Schocklage mit Seitenlage zur Aspirationsverhinderung
2. Legen von mindestens zwei großlumigen Verweilkathetern und primär Infusion von 1000 ml HÄS zur raschen Volumensubstitution (Volumeneffekt bei Hydroxäthylstärke ca. viermal größer als bei Elektrolytlösungen!)
3. Freimachen der Atemwege (Entfernen von Prothesen, Absaugen)
4. transnasale großkalibrige Magensonde (Aspiration verhüten!)
5. Sauerstoffgabe mit Maske (10 - 15 l), bei Erbrechen oder Brechreiz zur Aspirationsvorbeugung nasale Sauerstoffsonde (ca. 6 l)
6. Bei schwerem Schock, bei Aspiration und Bewußtseinstrübung frühzeitige Intubation mit erhöhtem Oberkörper (Aspirationsprophylaxe)

Merke:
Zur Intubation auf keinen Fall ein Muskelrelaxans (z.B. Lysthenon®) verabreichen, da bei nicht möglicher Intubation die Aspirationsgefahr dramatisch erhöht wird.

Obere gastrointestinale Blutung 4

7. bei massivem Schock und anhaltender Blutung (Blutentleerung über die Magensonde) Blutentnahme (wenigstens Hämoglobin, Gerinnung und Kreuzblut) und evtl. Voraustransport der Blutproben zur Zielklinik
8. weiterhin massive Volumenzufuhr während des Transportes
9. Monitoring (EKG, Pulsoxymeter)

> **Merke:**
> Hypertoniker zeigen im Schock oft »normale« Blutdruckwerte, d.h. der Schockindex für die Beurteilung der Kreislaufsituation ist **nicht** verwertbar. Entscheidend sind die Menge des erbrochenen Blutes, die klinische Symptomatik wie Blässe und Kaltschweißigkeit oder Tachykardie und die Kapillarfüllungszeit, die normalerweise unter einer Sekunde beträgt (Nagelbettprobe).
>
> Bei Patienten mit Einnahme von Betablockern kann die schockbedingte reflektorische Tachykardie »ausbleiben«.

Pseudohämoptoe: Blut aus dem Nasen-Rachen-Raum oder dem oberen Gastrointestinaltrakt wird aspiriert und wieder abgehustet und oft als Lungenblutung fehlinterpretiert.

Pseudohämatemesis: Aus dem Nasen-Rachen-Raum oder den Lungen stammendes Blut wird verschluckt und wieder erbrochen und als Magenblutung fehlgedeutet.

Poliklinische Versorgung:
Die poliklinische Versorgung umfaßt die folgenden Schritte:
1. bei schlechten Kreislaufverhältnissen, falls noch nicht durchgeführt, Einleitung der Intubation
2. evtl. Legen weiterer venöser Zugänge und Volumengabe
3. Blutentnahme (Kreuzblut, kleines Blutbild, Gerinnung)
4. Bereitstellung von 6 - 8 Erythrozytenkonzentraten
5. bei Massivblutung und nicht zu stabilisierendem Kreislauf notfalls Transfusion von 0-negativem Blut
6. klinische Untersuchung, z.B. »brettharter Bauch« (Perforation)
7. Sonographie des Abdomens (z.B. freie Flüssigkeit)
8. Röntgen-Thorax (Aspiration, »freie Luft« unter den Zwerchfellschenkeln)
9. falls noch nicht gelegt, Einführen einer transnasalen, dicklumigen Magensonde.

4 Obere gastrointestinale Blutung

Die Magensonde dient auch als diagnostisches Kriterium bei Blutungen oberhalb des Treitz-Bandes, wobei ein klares galliges Sekret aus dem Magen praktisch eine Blutung ausschließt. Ein klarer Magensaft schließt jedoch eine Blutung im Duodenum nicht aus, da ein Pylorusspasmus den Reflux von Blut in den Magen verhindern kann.

Diagnostisches Verfahren der Wahl ist die Ösophagogastroskopie. Unter Aspiration von Blut und Spülung über das Endoskop mit Kochsalzlösung wird die Blutungsquelle lokalisiert. Die früher durchgeführten Eiswasserspülungen zur Blutstillung haben sich nicht bewährt. Nach Darstellung des Blutungsherdes wird z.B. mit Fibrin (1 - 2 ml) unterspritzt (Abb. 55). Alternativ können Adrenalininjektionen angewandt werden, die jedoch den Nachteil einer systemischen Wirkung aufzeigen, vor allen Dingen bei wiederholten Injektionen. Verwen-

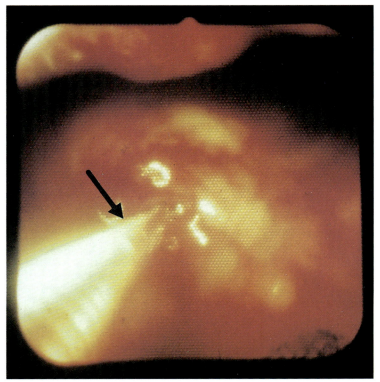

Abb. 55: »Unterspritzen« eines blutenden Magenulcus (➡ Katheter)

dung findet auch (noch) Aethoxysklerol, das jedoch Nekrosen in der Magenwand auslösen kann.

Zur Bestimmung der Blutungsaktivität hat sich die Klassifikation nach Forrest bewährt:

- Ia **arterielle spritzende Blutung**
- Ib **Sickerblutung**
- II **Zeichen der stattgehabten Blutung**
- IIa **sichtbarer Gefäßstumpf**
- IIb **Koagel**
- IIc **Hämatinbedeckte Läsion**
- III **endoskopisch sichtbare Läsion ohne Blutungszeichen** (Abb. 56)

Eine notfallmäßige Operation ist indiziert, wenn bei einer massiven Blutung (Abb. 57) keine endoskopische Blutungslokalisation möglich ist, des weiteren, wenn eine spritzende arterielle Blutung endoskopisch

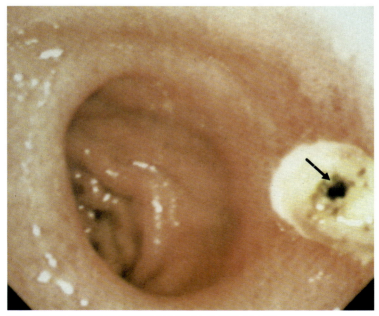

Abb. 56: Exulceration im Duodenum (➡ Gefäßstumpf)

4 Obere gastrointestinale Blutung

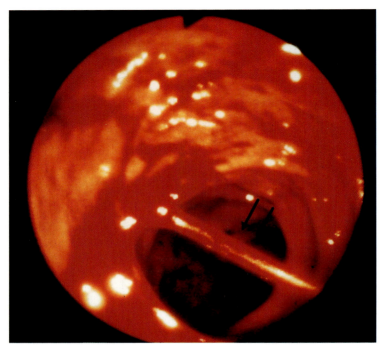

Abb. 57: Duodenalblutung (➡ spritzende Blutung im Duodenum) (Forrest Ia)

nicht zu stillen ist. Die dritte Indikation ist eine Blutung mit stattgehabter Perforation.

Verzögerte Operationsindikation:
Eine verzögerte Operatiosindikation besteht bei Blutverlusten von über 1500 ml in 12 Stunden oder bei Blutverlusten von mehr als fünf Erythrozytenkonzentraten in den ersten sechs Stunden, weiterhin bei einer kontinuierlichen Blutung. Die Indikation sollte großzügiger gestellt werden bei Rezidivblutungen und beim Vorliegen von Mehrfacherkrankungen.

Eine Forrest-Ia-Blutung sollte nach endoskopischer Blutstillung und Kreislaufstabilisierung engmaschig endoskopisch kontrolliert und gegebenenfalls erneut unterspritzt werden (»endoskopischer Verbandswechsel« nach **Manegold**). Liegt erneut eine pulsierende Blutung vor, sollte nach nochmaliger Unterspritzung die elektive Operation erwogen werden.

Obere gastrointestinale Blutung 4

Bei erosiven Gastritiden können die umschriebenen Mukosadefekte Ursache von teilweise massiven Blutungen sein. Wenn bei diffusen Blutungen aus Erosionen eine endoskopische Blutstillung nicht möglich ist, bleibt als Ultima-ratio-Therapie die intravenöse Injektion von Somatostatin (z.B. 2 mg à 50 ml Kochsalzlösung).

Bei nachgewiesenem Ulcus duodeni erfolgt eine Säureblockade mit **Ranitidin (z.B. Zantic®) i.v. mit 4 x 50 mg in 24 Stunden** in Kombination mit **Pirenzepin (Gastrozepin®) 2 x 1 Amp. (á 10 mg)**. Bei jungen Patienten wird **Omneprazol (Antra®) 80 mg i.v.** als Initialdosis, gefolgt von **40 mg pro 6 Stunden** bevorzugt, da in dieser Patientengruppe die »Säure« meistens das auslösende Agens darstellt. Bei nachgewiesener Gerinnungsstörung i.v.Applikation von fresh frozen Plasma.

> **Merke:**
> Nach der gastroskopischen Blutstillung und dem geringsten Verdacht auf eine Aspiration (Rasselgeräusche, Absaugen von blutigem Trachealsekret) muß im Anschluß immer eine Bronchoskopie durchgeführt werden, um die Ostien von Blut als Nährboden für eine bakterielle Infektion zu befreien.

Bei Patienten mit einer Aortenprothese (Anamnese oder Laparotomienarbe, bzw. Narben in beiden Leisten) muß auch in seltenen Fällen an eine sogenannte aortoduodenale Fistel gedacht werden. Im Extremfall kann ein Aortenaneurysma in das Duodenum perforieren und als massive »Magenblutung« imponieren.

5 Untere gastrointestinale Blutung

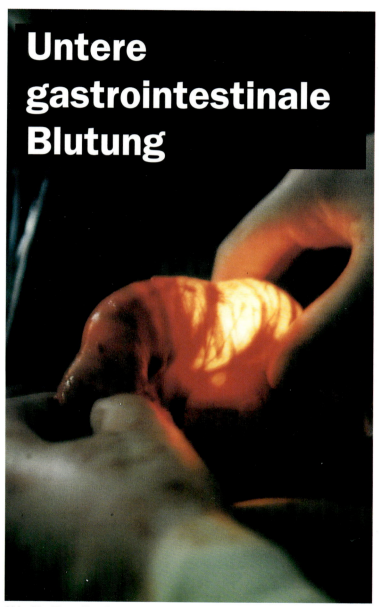

Abb. 58: »Transillumination« des Darmes

5 Untere gastrointestinale Blutung

Bei schweren Blutungen im unteren Intestinalbereich imponiert bei der Erstuntersuchung Blut im Stuhl oder sogar reiner Blutabgang. Meist liegt jedoch der Patient beim Eintreffen des Rettungspersonals im Bett oder auf dem Sofa, so daß nach Erhebung der Eigen- oder Fremdanamnese über Blutabgang sofort die Unterwäsche und/oder die Toilette nach Blutspuren inspiziert werden muß.

Diese Inspektion läßt oft bereits einige wichtige Schlüsse zu, z.B. Absetzen von hellrotem Blut, Blut mit Stuhl vermischt oder Schleimbeimengungen (z.B. Colitis). Der Nachweis von Fisteln im Analbereich (Abb. 59) oder in der Bauchdecke spricht für eine Crohn-Erkrankung.

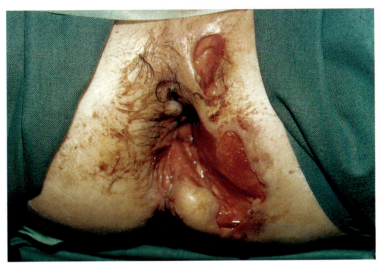

Abb. 59: Ausgedehnte Fisteln im Analbereich

Der allgemeine Aspekt wie starke Abmagerung (Kachexie) weist ggf. auf ein Tumorleiden hin.

Neben den üblichen Schockbekämpfungsmaßnahmen (großlumige Zugänge und rasche Infusion), müssen unter Umständen bei erheblicher peranaler Blutung in die Analfalte dicke Kompressen, Tücher oder ähnliches eingelegt werden. Bei Ileusverdacht (Abb. 60) (»aufgetriebenes Abdomen«) muß sofort eine Magensonde eingeführt werden. Bei schwerem Schockzustand bzw. drohender Aspirationsgefahr (z.B. Somnolenz) ist die endotracheale Intubation einzuleiten.

Untere gastrointestinale Blutung 5

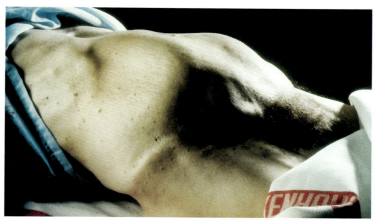

Abb. 60: »Aufgetriebener Bauch« bei Ileus

Maßnahmen im Schockraum
1. Legen weiterer intravenöser Zugänge und Volumenzufuhr
2. Blutentnahme: kleines Blutbild, Elektrolyte, Gerinnung, Bestimmung der Blutgruppe
3. bei nicht zu stabilisierendem Kreislauf ungekreuztes »0-negatives Blut«
4. **Intubation** (schwerer Schock, Hypoxie)
5. **Monitoring** (EKG, Pulsoxymetrie)
6. **Klinische Untersuchung:**
   - immer **vor** Intubation durchführen (falls noch nicht vor Ort intubiert)
   - Abwehrspannung oder »bretthartter Bauch« als Hinweis auf Perforation. Rektale digitale Austastung (z.B. Rektumkarzinom)
7. **Sonographie** des Abdomens (s. Abb. 24):
   - »freie Flüssigkeit«: Blutung, Perforation
8. **Übersichtsaufnahme des Abdomens:**
   - »Luftsichel« (s. Abb. 40) unter dem Zwerchfell: Perforation
   - Dick- oder Dünndarmspiegel (Abb. 61): Ileus
   - Colondilatation (> 8 cm): »Toxisches Megacolon«
9. **Röntgen-Thorax**
   - bei Nachweis einer Perforation oder massiven Blutung: keine weitere Abklärung, notfallmäßige Laparotomie
   - im anderen Fall weitere Diagnostik.
10. **Gastroskopie**
11. **Coloskopie**

5 Untere gastrointestinale Blutung

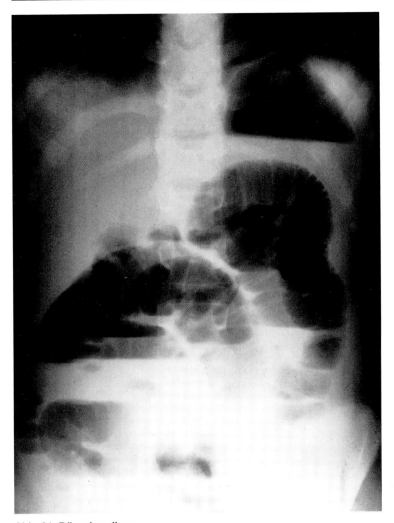

Abb. 61: Dünndarmileus

Bei rascher Peristaltik kann hellrotes Blut aus dem Magen im Colon erscheinen und eine untere intestinale Blutung vortäuschen. Bei jeder akuten peranalen Blutung muß daher standardmäßig bei der Erstversorgung eine Gastroskopie durchgeführt werden (z.B. blutendes Magenulcus). Bei negativem Befund erfolgt anschließend die Coloskopie

(Abb. 62) zur Lokalisation der Blutungsquelle. Ergibt diese ebenfalls keinen pathologischen Befund bzw. ist die Inspektion wegen starker Stuhl- oder Blutverschmutzung nicht aussagekräftig, wird umgehend eine Angiographie notwendig.

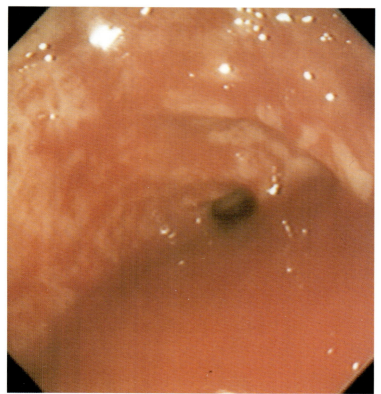

Abb. 62: »Blutsee« im Colon

Ermöglicht die Gefäßdarstellung eine genaue Lokalisation der Blutungsquelle, wird bei starker Blutung umgehend laparotomiert. Läßt die Angiographie jedoch keine Differenzierung zu und ist die Blutung persistierend, wird ebenfalls notfallmäßig das Abdomen eröffnet. Anschließend wird über das Coecum, nach Entfernen der Appendix das gesamte Colon mit Kochsalzlösung von Blut und Stuhl freigespült, um eine intraoperative, peranale Coloskopie zu ermöglichen und die blutende Läsion zu verifizieren. Vielfach kann dann sogar die Blutung endoskopisch beherrscht werden (z.B. Polypektomie bei blutendem Polypen). Anderenfalls werden resezierende Maßnahmen (z.B. Sigmaresektion bei Diverticulitis) notwendig.

Nach Ausschluß der häufigen Blutungsquellen im Magen und Colon werden die seltenen Blutungen im Dünndarm primär durch Angiographie dargestellt, die jedoch nur in der akuten Blutung aussagekräftig ist. Ein Hinweis für eine Dünndarmblutung ergibt sich evtl. bereits bei der Coloskopie, wenn hellrotes Blut aus der Bauhin-Klappe in den Dickdarm übertritt.

Bei massiven Blutungen ist der Dünndarm mit Blut gefüllt, so daß primär eine Lokalisation nicht möglich ist. Im oberen Jejunum, aboral des Treitzschen Bandes, wird der Darm quer inzidiert und eine Lavage mit Kochsalzlösung durchgeführt. Nach Freispülung wird ein Endoskop (Abb. 63) (Intestinoskop) oral oder sogar unmittelbar über die

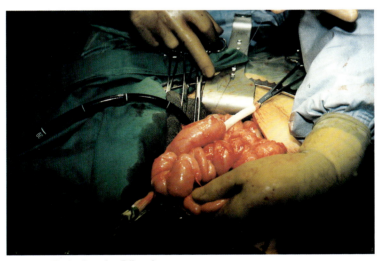

Abb. 63: Endoskop im Dünndarm

Inzision eingeführt und der Dünndarm darüber »aufgefädelt«. Die Transillumination (s. Abb. 58) des Darmes durch die endoskopische Lichtquelle ist dabei zusätzlich hilfreich zur Identifizierung der Blutungsstelle, z.B. zur Darstellung der sogenannten Angiodysplasie (Abb. 64), einer arteriovenösen Fehlbildung. Es ist zu beachten, daß die Angiodysplasien in der Regel multipel auftreten und daß trotz des

Untere gastrointestinale Blutung 5

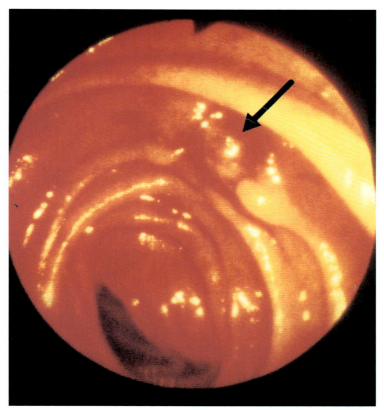

Abb. 64: Angiodysplasie (➡)

Auffindens einer Dysplasie stets der gesamte Dünndarm untersucht werden muß. Während der endoskopischen Abklärung sollte nicht gesaugt werden, da dies zur Verletzung der Mukosa führt, die eine Angiodysplasie vortäuschen oder »maskieren« würde.

Andere Blutungsquellen sind benigne oder maligne Tumoren (Abb. 65) (z.B. Leiomyome, Leiomyosarkome), Angiome, Meckel-Divertikel (Abb. 66) oder Teleangiektasien (z.B. Osler-Rendu-Weber-Syndrom).

Colitis ulcerosa
Bei der Colitis ulcerosa handelt es sich um eine unspezifische, entzündlich-ulcerative Erkrankung des Colons, die meistens im Rektum

5 Untere gastrointestinale Blutung

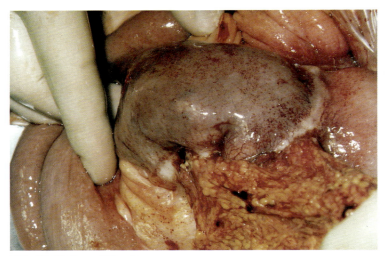

Abb. 65: Maligner Dünndarm

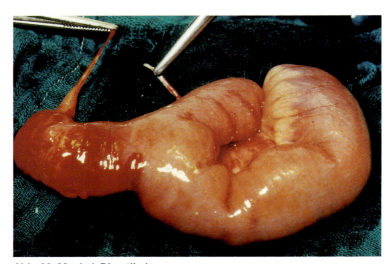

Abb. 66: Meckel–Divertikel

und Sigma lokalisiert ist. Je nach Schwere der Erkrankung – mit Blut- und Schleimauflagerungen bei der Proktitis bis zu blutig-eitrigen Durchfällen bei ausgedehnter Colitis – kann es bei fulminanten Colitisschüben zu lebensbedrohlichen peranalen Blutungen kommen.

Untere gastrointestinale Blutung 5

Bei der fulminanten Colitis sind des weiteren schwere Durchfälle (schleimig-eitrig, blutig) sowie hohes Fieber und Schockzeichen auffällig. Gelegentlich (in 1 - 2% der Fälle) kann sich das sogenannte »toxische Megacolon« entwickeln, das durch eine ausgeprägte Colondilatation und Darmparalyse (fehlende Darmgeräusche!) imponiert. Beim toxischen Megacolon ist der Darm stark perforationsgefährdet.

Bei der präklinischen Erstversorgung ist die Diagnose oft leicht zu stellen, wenn die betroffenen Patienten die Trias »**schwere blutige Durchfälle, Fieber und Schock**« aufweisen. Zeigt sich bei der vorsichtigen Palpation eine Abwehrspannung oder gar ein »bretthartes Abdomen«, ist bereits die Perforation mit begleitender Peritonitis eingetreten. Wegen der extremen Schmerzsensationen ist dann oft eine Intubation mit Analgosedierung (z.B. Fentanyl®, Dormicum®) unumgänglich.

Die rasche Infusion über großlumige Venenzugänge ist obligat, dabei werden zunächst **1000 ml Hydroxyläthylstärke (z.B. Expafusin®)** und **1000 ml kaliumhaltige Elektrolytlösungen (z.B. Ringerlösung)** infundiert. Je nach Schocksituation muß diese Infusionsmenge nach Bedarf um ein Vielfaches gesteigert werden. Des weiteren sollte wegen des paralytischen Darmverschlusses eine Magensonde nasal eingeführt werden.

In der Poliklinik ist neben den bereits beschriebenen Erstmaßnahmen wegen der meist ausgeprägten Hypokaliämie zusätzlich die Gabe von **Kalium (z.B. Inzolen HK®)** notwendig. Im weiteren stationären Verlauf ist die hochdosierte intravenöse **Cortisongabe (z.B. Urbason®)** sowie die antibiotische Therapie erforderlich.

Bei toxischem Megacolon mit steter Progredienz (Verschlechterung des Allgemeinzustandes, Schock) sowie bei bereits eingetretener Perforation und Peritonitis (Abb. 67) ist die notfallmäßige Laparotomie unumgänglich (Colektomie; Proktocolektomie).

Liegt kein Nachweis einer Perforation vor, wird die coloskopische Abklärung durchgeführt. Das coloskopische Bild (Abb. 68) zeigt eine ödematöse und gerötete Schleimhaut (Abb. 69), die leicht verletzlich ist. Schleimauflagerung, punktförmige Blutung sowie flache Ulcerationen ergänzen den Lokalbefund. In der akuten Phase sollte wegen der Perforationsgefahr auf eine Biopsie verzichtet werden.

Bei progredienter Blutung (das bedeutet, es liegt nach vier Erythrozyten-Konzentraten noch keine Stabilisierung vor) ist die Laparotomie

5 Untere gastrointestinale Blutung

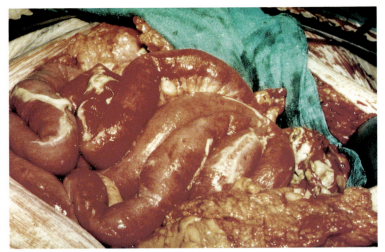

Abb. 67: Peritonitis: hochroter Darm mit Fibrin-Belag (OP-Aufnahme)

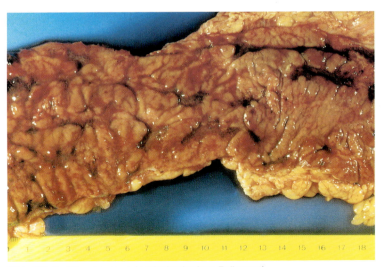

Abb. 68: Colitis ulcerosa (pathologisches Präparat)

notwendig. In jedem Fall sollte der Befund während der Operation coloskopisch abgeklärt werden. Die »prophylaktische« Colektomie ist obsolet!

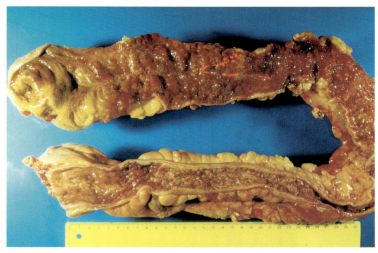

Abb. 69: Colitis ulcerosa (pathologisches Präparat)

> **Merke:**
> Bei bekannter Colitis ulcerosa muß bei einem »akuten Abdomen« stets auch an eine Magenperforation oder an ein blutendes »Cortisonulcus« gedacht und diese Möglichkeit abgeklärt werden, da bei solchen Patienten häufig eine langjährige Cortisonanamnese besteht.

Morbus Crohn

Morbus Crohn isteine granulomatöse, chronisch entzündliche Erkrankung des gesamten Gastrointestinaltraktes mit Prädisposition im Ileum und rechten Colon. Die Entzündung befällt im Gegensatz zur Colitis ulcerosa die gesamte Darmwand. Die Erkrankung ist den überwiegend jungen Patienten in der Regel bekannt. Im anderen Falle kann die Erhebung der Anamnese bereits Hinweise auf eine chronische Erkrankung ergeben, so z.B. krampfartige abdominelle Beschwerden mit Völlegefühl, rezidivierendes Fieber und Durchfälle. Bei der klinischen Untersuchung sind Fisteln (Abb. 70) im Analbereich, Fissuren und Ulcera hochverdächtig auf eine Crohn-Krankheit. – Präklinisch gelten die bereits beschriebenen Maßnahmen zur Bekämpfung des Volumenmangelschocks.

5 Untere gastrointestinale Blutung

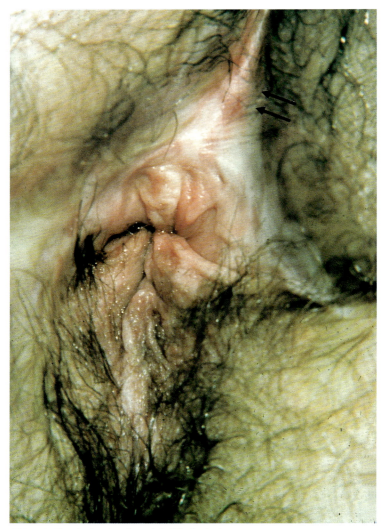

Abb. 70: Fisteln im Analbereich (M. Crohn)

Maßnahmen im Schockraum:
Nach Kreislaufstabilisierung und Blutabnahme zur Bestimmung der Laborparameter sowie Ausschluß einer Perforation (Abdomenübersichtsaufnahme, Sonographie) erfolgt die Coloskopie (Abb. 71),

Untere gastrointestinale Blutung 5

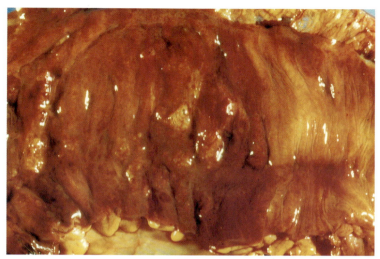

Abb. 71: M. Crohn

die folgende charakteristische Befunde aufzeigt: ödematöse, verdickte Schleimhaut, gesunde Schleimhautareale im erkrankten Gebiet mit vereinzelten längs verlaufenden Ulcera in gesunden Arealen (sogenannte »skip lesions«). Befallene Colonanteile zwischen gesunden Bezirken sprechen für Morbus Crohn und gegen Colitis ulcerosa.

> **Merke:**
> Keine lokalen Blutstillungstechniken (z.B. »Unterspritzen«)!

In der Regel sind die Blutungen im Vergleich zur Colitis ulcerosa beim Morbus Crohn weniger stark ausgeprägt und lassen sich fast immer konservativ mit Blutsubstitution beherrschen. Chirurgische Maßnahmen sind meist nur bei Komplikationen (Stenosen, ausgedehnte Fistelung) notwendig. Jedoch ist zu beachten, daß auch beim Morbus Crohn ein »toxisches Megacolon« entstehen kann, das bei Progredienz bzw. Perforation sofort notfallmäßig laparotomiert werden muß.

Divertikulose - Divertikulitis
Bei der Divertikelerkrankung können starke Blutungen auch ohne Entzündung auftreten. Bei akuter Divertikulitis, die als »linksseitige Appendizitis« imponiert, bildet die Perforationsgefahr neben dem

5 Untere gastrointestinale Blutung

Blutungsschock den zweiten Risikofaktor. Bei der ersten Untersuchung finden sich die »klassischen Appendizitiszeichen« mit Druck-, Loslaß- oder Klopfschmerz im linken Unterbauch. Dazu stellt sich Fieber und bei ausgeprägter Stenosierung (Abb. 72) ein Ileus (»aufgeblähtes Abdomen«) ein. In dieser Situation sind das Legen einer Magensonde und die intravenöse Volumenzufuhr die obligaten Erstmaßnahmen.

Bei diffuser Druckempfindlichkeit oder sogar Abwehrspannung im Unterbauch bzw. im gesamten Abdomen (Perforation! (Abb. 73)) sowie bei peranaler Blutung sind die üblichen Schockmaßnahmen einzuleiten.

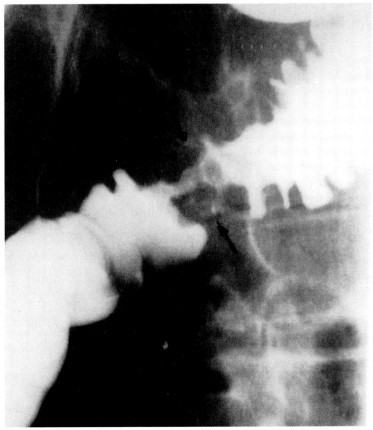

Abb. 72: Stenose bei Sigmadivertikulitis (➡)

Untere gastrointestinale Blutung 5

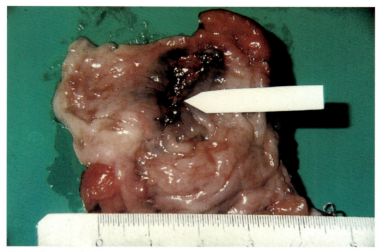

Abb. 73: ➡ perforiertes Divertikel (Präparat)

Maßnahmen im Schockraum:
Bei Verdacht auf eine Perforation ist die endoskopische Abklärung primär **nicht** indiziert. Bei sonographisch nachgewiesener freier Flüssigkeit im Unterbauch und den entsprechenden klinischen Zeichen (diffuser Klopfschmerz und Abwehrspannung) ist die OP-Indikation gegeben. Bei unklarer Situation erfolgt ein peranaler Einlauf mit wasserlöslichen Kontrastmitteln (z.B. Gastrografin) (Abb. 74). Ein Einlauf mit Barium ist strengstens **kontraindiziert** (Barium-Peritonitis!).

Bei Kontrastmittelaustritt (= Perforation) ist die unmittelbare Operation vonnöten. Bei persistierender Blutung ohne Nachweis einer Perforation kann coloskopisch die Blutung zumindest grob lokalisiert werden, wobei häufig eine direkte Blutung aus Divertikeln nachgewiesen werden kann. In der Regel sind die Divertikel im Sigma vorhanden, nur gelegentlich im Transversum. Bei nicht beherrschbarer Blutung ist die Sigmaresektion die Therapie der Wahl.

Polypen
Als Regel gilt, daß jeder Polyp (Abb. 75) bluten kann, wobei die Blutungsneigung mit der Größe des Polypen zunimmt. Bei der sogenannten **familiären Polyposis** (Abb. 76) ist häufig die Blutung das erste Symptom. Es gelten die gleichen Basismaßnahmen wie bei den anderen Colonblutungen. In der akuten Blutung lassen sich unter

5 Untere Gastrointestinale Blutung

Kreislaufstabilisierung in der Regel die gestielten Polypen endoskopisch mit Schlingen abtragen. Bei breitbasigen Polypen wird nach »Unterspritzen«, z.B. mit Kochsalzlösung, der Polyp ebenfalls endoskopisch abgetragen. Bei großer Ausdehnung ist evtl. die Laparotomie mit Colotomie und Exzision notwendig. In jedem Fall muß eine histologische Begutachtung der Polypen erfolgen, da im Falle eines nachgewiesenen Karzinoms die operative Sanierung mit Darmresektion erfolgen muß.

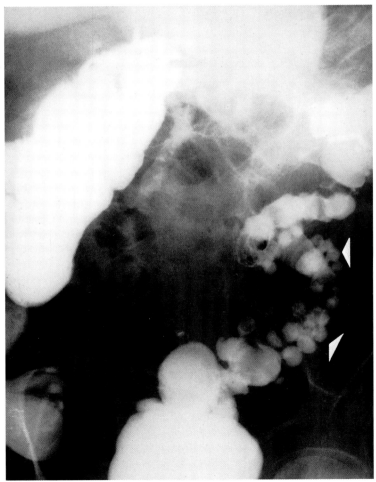

Abb. 74: Kontrasteinlauf (➡ Divertikel)

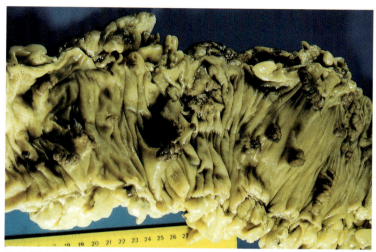

Abb. 75: Mehrere Polypen im Dickdarm (Präparat)

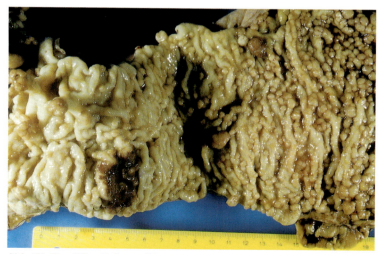

Abb. 76: Familiäre Polypen (Hunderte Polypen)

Hämorrhoiden

Entgegen weitläufiger Meinung können Hämorrhoiden massiv bluten (Abb. 77) und sogar zum Verblutungstod führen. Vor Ort oder während des Transportes wird bei anhaltender Blutung eine mit **Otriven®**-

5 Untere gastrointestinale Blutung

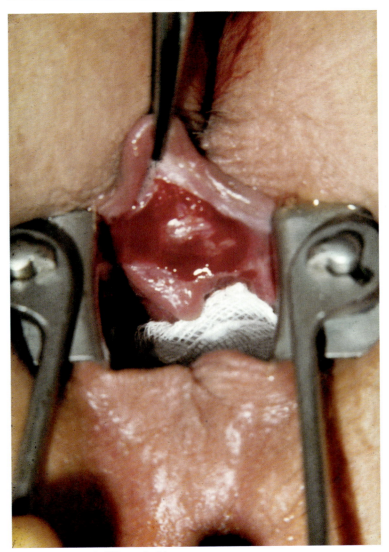

Abb. 77: Blutende Hämorrhoide

Nasentropfen oder mit **Suprarenin® (1 Ampulle á 1 mg auf 10 ml Kochsalzlösung 0,9%)** getränkte Kompresse in den Analkanal zur Blutstillung eingelegt.

Untere gastrointestinale Blutung 5

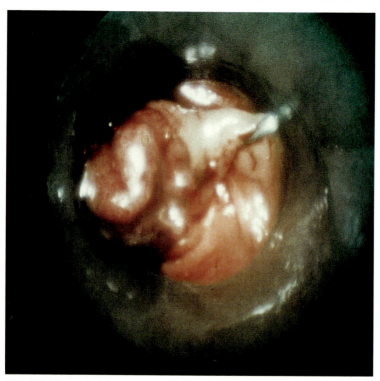

Abb. 78: Blutende Hämorrhoide, durch das Rektoskop gesehen

Neben der Kreislaufstabilisierung wird der Patient notfallmäßig rektoskopiert (Abb. 78), die blutenden Hämorrhoiden sklerosiert (Phenolmandelöl) und unter Umständen operativ entfernt (Hämorrhoidektomie nach Milligan-Morgan).

> **Merke:**
> Im weiteren klinischen Verlauf muß trotz der nachgewiesenen Hämorrhoidalblutung in jedem Fall das gesamte Colon endoskopisch abgeklärt werden, um ein Karzinom auszuschließen.

Karzinome
In der Regel werden Karzinome (Abb. 79) im Rektum und Colon eher durch einen chronischen Blutverlust mit Anämie auffällig. Gelegentlich

5 Untere gastrointestinale Blutung

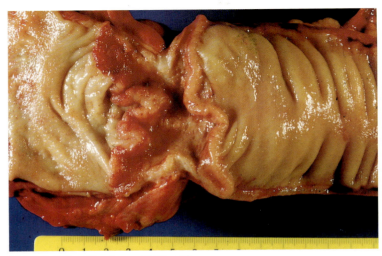

Abb. 79: Colon-Karzinom (Präparat)

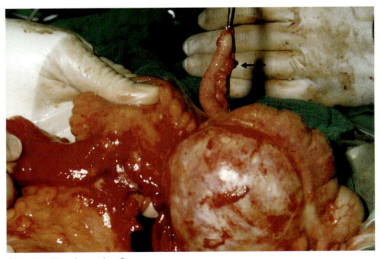

Abb. 80: Karzinom im Caecum

können jedoch bei einer Gefäßerosion die malignen Tumoren (Abb. 80) ebenfalls massiv bluten und erfordern präklinisch die üblichen Schockbekämpfungsmaßnahmen. Eine notfallmäßige Operation ist

Untere gastrointestinale Blutung 5

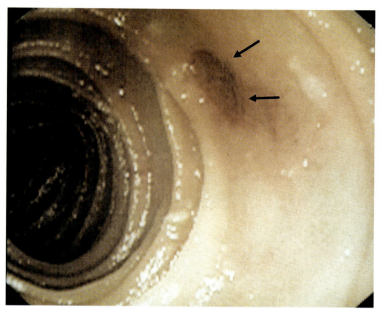

Abb. 81: »Erosion« (Angiodysplasie) (➡)

indiziert, wenn tumorbedingt die Perforation eingetreten oder die Blutung mit konservativen Mitteln nicht zu beherrschen ist. In diesem Falle wird die Resektion des betroffenen Darmabschnittes notwendig (z.B. tiefe anteriore Rektumresektion).

Angiodysplasien
Wie bereits bei den Dünndarmblutungen erwähnt, können Angiodysplasien zu schweren Blutungen mit erheblichem Volumenmangel und Schock führen. Angiodysplasien können in jedem Alter auftreten und führen »aus heiterem Himmel« zu schwersten Blutungen. Die Angiodysplasien sind vor allem im Coecum lokalisiert und erfordern nach Lokalisation der Blutungsquelle in der Regel die rechtsseitige Hemicolektomie. Die Angiodysplasien imponieren bei der coloskopischen Betrachtung als »Erosionen« (Abb. 81), im Gegensatz zu den sehr seltenen Hämangiomen, die großflächig submukös verlaufen.

Anal- und Rektumprolaps
Bei diesem Krankheitsbild besteht die Hauptgefahr in einer Inkarzeration (Abb. 82) mit Nekrose des betroffenen Darmabschnittes. In Einzelfällen

kann es auch zu einer schweren Blutung kommen. Neben Blut- oder Schleimabgang klagen die Patienten über ein Fremdkörpergefühl und

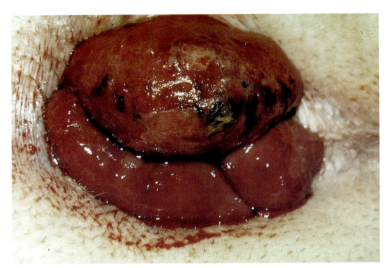

Abb. 82: Analprolaps mit Inkarzeration

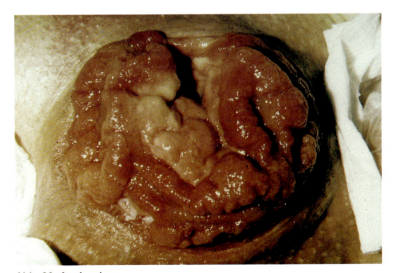

Abb. 83: Analprolaps

Untere gastrointestinale Blutung

über unkontrollierten Stuhlabgang. Starke Schmerzen sind wegweisend für eine Inkarzeration.

Bei der Inspektion zeigt sich eine rote, aus dem Anus sich vorwölbende Rektalschleimhaut. Bei dem Analprolaps (Abb. 83) verlaufen die Schleimhautfalten in Längsrichtung (radikulär), während beim Rektumprolaps (Abb. 84) das Faltenmuster quer (zirkulär) verläuft.

Als Erstmaßnahme sollte der Notarzt einen Repositionsversuch vornehmen, um einer drohenden Inkarzeration vorzubeugen. Bei nicht reponierbarem Darm wird dieser während des Transportes mit feuchten Kompressen (z.B. 0,9% Kochsalzlösung) abgedeckt. Die Blutung wird mit den allgemeinen Maßnahmen (Volumengabe) bekämpft.

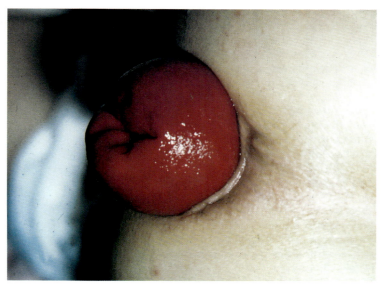

Abb. 84: Rektumprolaps

Seltene Ursachen für Colonblutungen
1. Endometriose

Bei extrauteriner Absiedelung von Endometriumgewebe kann es zu zyklusabhängigen, intestinalen Blutungen kommen. Bei Befall des Dickdarmes sind peranale Blutungen **vor** und **während** der Menstruation richtungsweisend; zusätzlich treten bei dieser Lokalisation oft Schmerzen beim Stuhlgang auf. Unterleibsschmerzen vor und während der Menses, insbesonders wenn sie nach mehreren Jahren schmerzfreier Menstruation auftreten, sind wichtige anamnestische Hinweise.

5 Untere gastrointestinale Blutung

Sofortmaßnahmen:
Je nach Schockzustand unter Blutabgang intravenöse Volumengabe mit Plasmaexpandern und Ringerlösung.

Maßnahmen im Schockraum:
1. nach Bedarf weitere **Zugänge und Volumenzufuhr**
2. **Blutentnahme**
3. **Monitoring**
4. **Sonographie des Abdomens** (»freie Flüssigkeit«)
5. **Klinisch Verdacht auf Perforation** (Abwehrspannung)
6. **Röntgenübersichtsaufnahme des Abdomens mit Frage nach »freier Luft«**
7. **Endoskopie:**
   Es zeigt sich eine umschriebene Vorwölbung, meist im Rektum, die wie ein Hämangiom imponiert. Die Blutung ist lokal nicht stillbar; eine Biopsie wird in OP-Bereitschaft durchgeführt (große Perforationsgefahr!).
8. zusätzliche **gynäkologische Abklärung.**

2. Strahlencolitis
Nach abdomineller Bestrahlung wegen eines Karzinoms muß beim Auftreten von Schmerzen und schleimigen Durchfällen mit Blutungen an eine Strahlencolitis gedacht werden.

Präklinische Maßnahmen:
Siehe Therapie bei Punkt 1.

Endoskopiebefund:
Hämorrhagische Schleimhaut. Bei schwerem Strahlenschaden finden sich meist großflächige Ulcera belegt mit gelblichem Schorf, außerdem Fisteln, Fibrose und Stenosebildung.

Weitere Therapie:
Je nach Bedarf Erythrozytengabe (bei Hb <10 g%).

Lokalmaßnahme:
Unterspritzen, Blutstillung mit der Diathermie oder Laser-Therapie.

> **Merke:**
> Große Perforationsgefahr bei Biopsien, vor allem oberhalb des mittleren Rektumdrittels.

Untere gastrointestinale Blutung 5

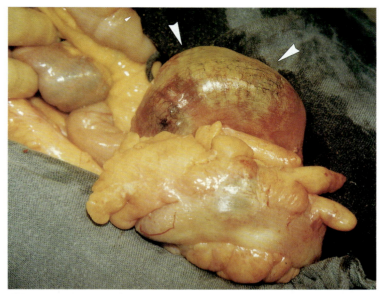

Abb. 85: Ischämie des Colons nach Aortenprothesenimplantation (OP–Bild)

3. Ischämische Colitis
Die Symptomatik ähnelt die der Divertikulitis mit Schmerzen und Fieber. Bei ischämiebedingten Schleimhautnekrosen treten **blutige Stühle** hinzu; gelegentlich entwickeln sich massive Blutungen. Die Ursache ist eine Durchblutungsstörung, z.B. auf dem Boden eines schweren Schockzustandes oder einer Herzinsuffizienz, gelegentlich auch nach Prothesenersatz der Aorta abdominalis (Abb. 85). Dazu kann es wegen Verschluß der A. mesenterica inferior mit unzureichender Kollateralversorgung durch die A. colica media (Riolan-Anastomose) kommen.

Endoskopiebefund:
Hämorrhagische Schleimhaut, zum Teil mit Nekrosen, die die gesamte Darmwand befallen können und zur Perforation (Abb. 86) führen.

4. Pseudomembranöse Colitis (= Antibiotika-induzierte Enterocolitis)
Die pseudomembranöse Colitis ist eine toxinbedingte Erkrankung des Colons (toxisches Clostridium difficile), die durch Antibiotikagabe, speziell Ampicillin, Tetracyclin etc. induziert wird. Die Patienten entwik-

keln Fieber, gelegentlich mit Schüttelfrost, Bauchschmerzen und schleimige Durchfälle, nur gelegentlich mit Blut vermischt. Bei schweren Verlaufsformen führt der Wasser- und Elektrolytverlust in Kombination mit der Toxinwirkung zum schweren Schockzustand. In wenigen Fällen kommt es zur Darmperforation oder zum toxischen Megacolon.

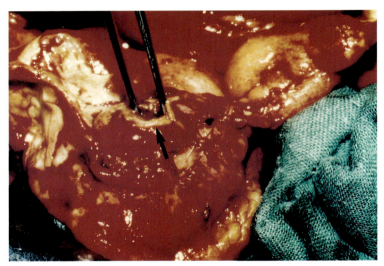

Abb. 86: Perforation im Colon (Pinzette steckt in der Perforation) bei ischämischer Colitis

Präklinische Maßnahmen:
1. je nach Kreislaufsituation massive Gabe von elektrolythaltigen Infusionen
2. sofortiges Absetzen der Antibiotika.

Maßnahmen im Schockraum:
Siehe Seite 88 (Punkt 1-6).

Endoskopie:
Bei leichten Formen nur Schleimhautödem nachweisbar, dagegen bei schwerer Verlaufsform unterbrochenes Schleimhautrelief mit Ulcerationen, die eine Colitis ulcerosa vortäuschen können. Bei schwerstem Krankheitsbild erkennt man ausgedehnte Nekrosen mit abgehobenen, gelblichen Plaques; diese »**Pseudomembranen**« bestehen aus Fibrin, Leukozyten und nekrotischen Epithelzellen.

Untere gastrointestinale Blutung

Merke:
Der Nachweis des Clostridium difficile, eines grampositiven Anaerobiers, ist sehr schwierig, so daß der indirekte Nachweis durch Bestimmung des Zytotoxins im Stuhl erfolgt.

Weitere therapeutische Maßnahmen:
1. weiterer Flüssigkeitsersatz
2. kein Cortison!
3. orale Gabe von **Vancomycin, z.B. 4 x 150 mg** beim Erwachsenen oder oral **Metronidazol (Clont®), z.B. 3 x 500 mg** beim Erwachsenen.

Dauer:
Die Behandlungsdauer beträgt ca. 10 Tage. Eine chirurgische Intervention (Resektion oder Anus praeter) ist in der Regel nur bei toxischem Megacolon oder Perforation notwendig.

Fremdkörper

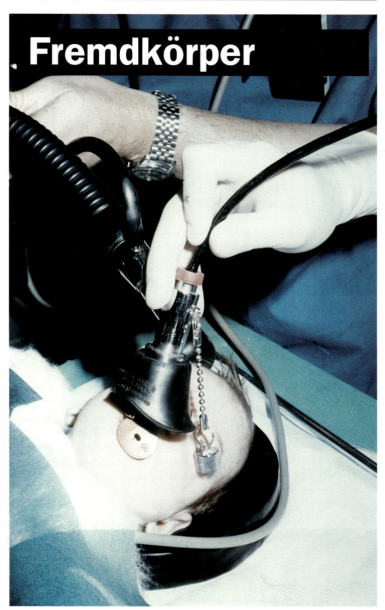

Abb. 87: Spezialmaske von Groitl

6 Fremdkörper

Fremdkörper in den Luftwegen
Bei der Aspiration von Fremdkörpern in die Atemwege reicht der Symptomenkomplex, je nach Größe des Corpus alienum, von Minimalbeschwerden bis zur schwersten Atemnot, bis zur Erstickung. Bei kompletter Verlegung der Atemwege liegt eine absolut lebensbedrohliche Situation vor, die ein unverzügliches Handeln erfordert.

Klassische Alarmzeichen:
1. Patient »schnappt nach Luft« ohne erkennbare Atembewegungen am Thorax
2. Patient ist oft zyanotisch, »faßt sich an den Hals« oder »schlägt um sich«
3. Patient ist zunächst noch ansprechbar, kann jedoch selbst nicht mehr sprechen (Aphonie)

Im weiteren Verlauf verliert der Patient das Bewußtsein. Tritt man erst in dieser Situation hinzu, ist die Diagnose ohne Fremdanamnese sehr schwierig zu stellen.

Auffällig ist, wenn bei der notwendigen Maskenbeatmung keine Atemexkursionen feststellbar sind und sich der Magen zusätzlich »aufbläst« (Cave: Aspiration!). Die Auskultation beider Thoraxhälften und des Oberbauches bestätigen den Verdacht. Oft wird auch erst beim Einsetzen des Spatels ein Fremdkörper entdeckt. Das Corpus alienum wird dann sofort mit der Magill-Zange gefaßt und extrahiert.

Stößt man bei der Intubation nach Passieren der Stimmritze auf einen Widerstand, muß der Tubus mit »Gewalt« vorgeschoben werden, um eine »Fehlintubation« und damit eine Fremdkörperverlagerung in den rechten Hauptbronchus zu provozieren, um wenigstens die linke Lunge belüften zu können. Sitzt der Fremdkörper weit distal, oberhalb der Bifurkation, wird die komplette Verlegung erst daran erkannt, daß der Beatmungsbeutel sich nicht »ausdrücken« läßt bzw. bei maschineller Beatmung der Beatmungsdruck maximal ansteigt. Ist der Fremdkörper fest eingekeilt und durch Vorschieben des Tubus nicht mehr zu bewegen, bleibt als letzte Maßnahme nur noch die ruckartige Kompression des Epigastriums, um den Fremdkörper nach proximal zu pressen (Heimlich-Manöver), wo er dann evtl. mit der Margill-Zange gefaßt werden kann. Hilfreich ist dazu die Kopftieflage; am besten liegt der Patient auf der Trage, die fußwärts hochgestellt wird. Ist der Fremdkörper subglottisch bzw. in der Stimmritze eingeklemmt und direkt oder mit dem Heimlich-Manöver nicht entfernbar, muß auf die Koniotomie zurückgegriffen werden. Bei Kindern reicht evtl. das Einstechen einer

Fremdkörper 6

großlumigen Kanüle (z.B. 14er Abbocath®) ins Ligamentum conicum zur Beatmung.

Erheblich schneller wird die Diagnose in der Regel gestellt, wenn eine genaue Beschreibung anwesender Personen vorliegt. Klassisch ist das sogenannte »Steakhouse-Syndrom« (Abb. 88). Nach Angaben der Beobachter springt der Betroffene beim Essen plötzlich auf, greift sich an den Hals und bringt »keinen Ton« mehr heraus. Bei weniger dramatischen Situationen kann die genaue klinische Untersuchung rasch den Weg zur Diagnose ebnen.

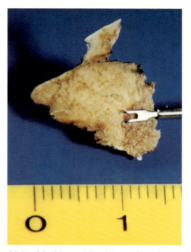

Abb. 88: Verschlucktes Knochenstück, aus Trachea entfernt (nach zu hastigem Essen)

Bei nichtobstruierenden Fremdkörpern im Bronchialsystem sind Husten bzw. Hustenattacken, bedingt durch die Schleimhautirritation, auffällig. Je nach Störung der Ventilation tritt Zyanose und Dyspnoe auf. Fremdkörper im subglottischen Raum imponieren durch einen **inspiratorischen Stridor.**

Die Auskultation liefert weitere beziehungsweise bestätigende Hinweise: Rassel- oder »pfeifende« Geräusche oder sogar ein aufgehobenes Atemgeräusch bei Komplettverschluß eines Hauptbronchus. In manchen Fällen wirkt der Fremdkörper als Ventil, das nur den Lufteinstrom bei der Inspiration, **nicht** jedoch den Ausstrom während der Exspiration zuläßt. Dadurch kommt es zur Überblähung der betroffenen Lungenseite mit abgeschwächtem Atemgeräusch und einem hypersonoren Klopfschall bei der Perkussion. Bei spitzen Gegenständen können zusätzlich Schmerzen in den Luftwegen auftreten.

> **Merke:**
> Ein sicht- bzw. tastbares Hautemphysem (Abb. 89) muß an eine Perforation denken lassen.

6 Fremdkörper

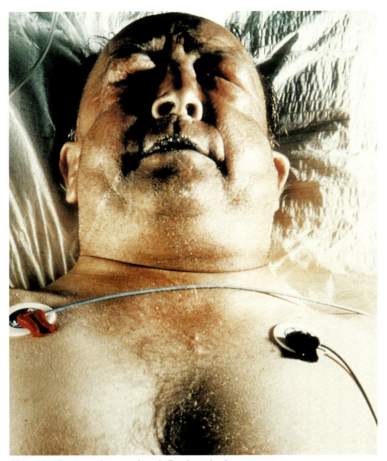

Abb. 89: Hautemphysem (nach Perforation)

Die Fremdkörperaspiration im Kindesalter bedarf einer besonderen Beobachtung, ist sie doch eine der häufigsten Todesursachen im Kleinkindesalter. Besonders bei Kindern gestaltet sich die Diagnosestellung oft sehr schwierig, da eine Aspiration wegen identischer Symptome wie Husten, Atemnot oder Stridor mit anderen Krankheiten (Pseudokrupp, Asthma etc.) verwechselt werden kann.

Kleinere aspirierte Gegenstände (Abb. 90) zeigen primär keine klinischen Zeichen und werden oft erst nach Wochen und Monaten durch eine Pneumonie (Fieber, eitriges Sputum) auffällig (Abb. 91), die aber häufig zunächst auch nicht auf eine Fremdkörperaspiration zurückgeführt wird.

Besonders tückisch sind verschluckte Erdnüsse, die unter Einwirkung von Sputum aufquellen und letztlich sogar zum kompletten Verschluß einer Lungenhälfte führen können. Der jenseits der Stenose bzw. des Verschlusses auftretende Sekretstau, der sich zusätzlich bakteriell kontaminiert, kann bei zu später Erkennung zum Abszeß, bei Perforation zum Pleuraempyem führen, so daß häufig sogar eine Lappenresektion oder die Totalentfernung (Abb. 92) einer Lungenhälfte (Pneumonektomie) erforderlich ist.

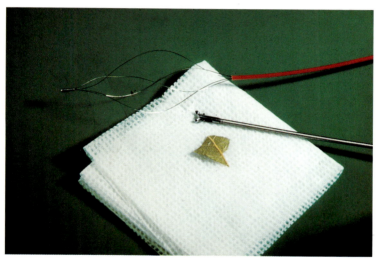

Abb. 90: Aspiriertes Blatt (endoskopisch entfernt)

Merke:
Bei grippeähnlichen Symptomen, bei unklarem Fieber, Atemnot oder Husten, besonders bei denjenigen Fällen, die auf eine Therapie (Antibiose, Sekretolyse) nicht ansprechen, muß stets eine Fremdkörperaspiration in Erwägung gezogen werden. Dies gilt besonders im Säuglings- und Kleinkindesalter, wo nie eine Anamnese erhoben werden kann.

6 Fremdkörper

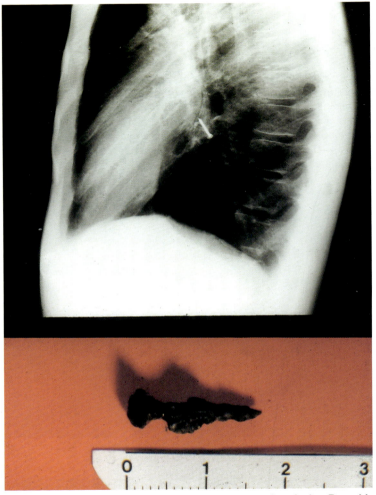

Abb. 91: Nadel (verrostet), erst nach Jahren wegen »chronischer Bronchitis« entdeckt

Fallbeispiel:
Ein 11 Monate alter weiblicher Säugling litt seit vier Tagen an Husten und Atemnot. Nach einigen Tagen entwickelte das Kind Fieber bis zu 38,5 °C. Bei zunehmender Verschleimung und Entwicklung einer Zyanose erfolgte die stationäre Einweisung mit der Verdachtsdiagnose

Fremdkörper 6

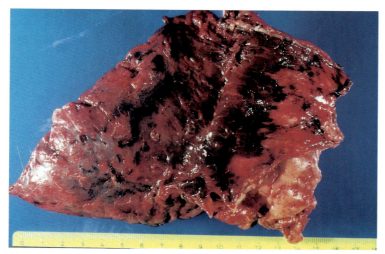

Abb. 92: Vereiterte, teilweise nekrotische Lunge (bei Pleuraempyem); Pneumonektomiepräparat

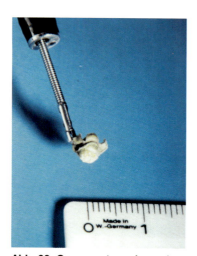

Abb. 93: Orangenstengel aus dem Zwischenbronchus

»Bronchiolitis«. Bei der klinischen Untersuchung zeigte sich eine deutliche Atemnot mit verlängertem Inspirium sowie kostale und substernale Einziehungen und eine auffallende Unruhe.
Trotz Sauerstoffverabreichung und Bricanyl®-Gabe wurde wegen zunehmender Verschlechterung eine Intubation mit kontrollierter Beatmung mit 60% Sauerstoff notwendig. Auch eine Theophyllin-Dauerinfusion konnte eine bestehende Spastik kaum beherrschen. Es kam zu keiner Verbesserung der klinischen Situation. Im Röntgenbild der Lunge zeigte sich zunächst eine Überblähung, auf einer späteren Aufnahme eine Atelektase der rechten Lunge. Nun erst wurde der Verdacht auf eine Fremdkörperaspiration gestellt. Dieser konnte durch eine unmittelbar durchgeführte Bronchoskopie

bestätigt werden, bei der ein Orangenstengel (Abb. 93) aus dem rechten Zwischenbronchus entfernt wurde. Nach der Extraktion kam es zu einer dramatischen Verbesserung des Befindens, so daß das Kind bereits am nächsten Tag extubiert werden konnte.

> **Merke:**
> Im Kindesalter kann ein großer Bolus im Ösophagus gelegentlich eine Atemwegsblockade vortäuschen, da der verschluckte Gegenstand die noch weiche Trachealwand eindrücken und stenosebedingte Symptome (Stridor, Atemnot) provozieren kann.

Präklinische Sofortmaßnahmen:
1. Kein »blindes« Auswischen des Mundes mit dem Finger, da dadurch der Fremdkörper in der Regel nach hinten verlagert wird.
2. Heimlich-Manöver bei Erwachsenen und Schulkindern. Falls der Patient bereits bewußtlos ist, werden in Rückenlage mehrere ruckartige Stöße auf das Epigastrium ausgeübt, um den eingeklemmten Gegenstand nach proximal zu bewegen.
3. Ein Säugling oder Kleinkind wird in Kopftieflage auf den Unterarm des Helfers gelegt und mit dem Handballen fünf kurze Schläge zwischen die Schulterblätter vorgenommen. Anschließend wird der freie Arm auf den Rücken des Kindes gelegt und mit der Hand der Kopf fixiert. Das Kind, gestützt zwischen den beiden Armen und Händen, kann dann umgedreht werden (»Sandwichtechnik«). Der Kopf muß dabei stets tiefer als der Rumpf liegen. Nun werden, wie bei der Herzdruckmassage, fünf kurze Kompressionen auf das untere Sternumdrittel ausgeführt. Anschließend wird der Mund geöffnet und versucht, den Fremdkörper zu fassen. Diese Maßnahme muß gegebenenfalls mehrfach durchgeführt werden.
4. Nach Entfernen des aspirierten Gegenstandes O_2-Gabe mit der Maske und assistierte oder kontrollierte Beatmung. Falls möglich, sollte besonders bei Bewußtseinstrübung intubiert und mit 100% Sauerstoff beatmet werden.
5. Falls die aufgeführten Maßnahmen nicht zum Erfolg führen: Translokation des Fremdkörpers mit dem Intubationstubus in den rechten Hauptbronchus.
6. Ultima-ratio-Maßnahme bei subglottischer Einklemmung ist die **Koniotomie**; möglichst mit vorheriger lokaler Infiltration mit einem Lokalanästhetikum (z.B. Xylocain 1 %).

Fremdkörper 6

> **Technik:**
> Falls Analgetika notwendig werden, sollten wegen der zusätzlichen Atemdepression primär keine Morphinderivate zum Einsatz kommen (Morphine erst **nach** Intubation). Alternativ bietet sich **Ketamin (Ketanest®)** an, in einer Dosierung von **0,5 - 1 mg/kg KG** beim Erwachsenen, bei Kindern in einer Dosierung von **0,25 bis 0,5 mg/kg KG**. Außerdem ist ein intravenöser Zugang zu legen und Monitoring (EKG, Pulsoxymetrie) zu gewährleisten.

Die Technik läßt sich wie folgt zusammenfassen:
1. Überstreckung des Kopfes (nicht bei Verdacht auf HWS-Fraktur!)
2. Fixierung des Schildknorpels und Palpation des Ligamentum cricothyreoideum zwischen Ring- und Schildknorpel
3. **querer**, ca. 2 cm langer Hautschnitt (Abb. 94) (bei Längsschnitt Verletzungsgefahr für die Trachea)
4. Spreizen des Subkutangewebes und quere Öffnung des Ligamentums und der darunterliegenden Schleimhaut
5. Einführen eines Tubus, wobei durch Spreizen des durchtrennten Ligaments mit einer Schere die Plazierung leichter erfolgen kann. Je nach Größe der Öffnung und Alter des Patienten werden Tuben der Größe Charrière 17 - 27 verwendet.

Elegant läßt sich nach Art der »Seldinger-Technik« mit einem Mini-Tracheotomie-Set (Abb. 95) (Mini-Trach II®) koniotomieren.

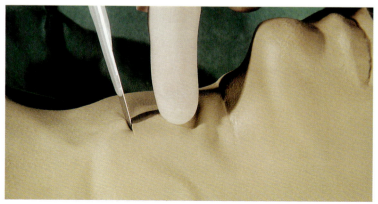

Abb. 94: Hautschnitt zwischen Ring- und Schildknorpel

6 Fremdkörper

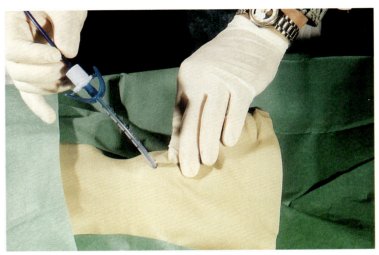

Abb. 95: Minitracheotomie-Set (Mini-Trach II®)

> **Merke:**
> Kinder können gelegentlich Puder oder sonstige feinverteilte Materialien verschlucken. Diese Aspirationsform ist besonders gefährlich, da Puder bei der Atmung in die tiefen Atemwege eindringt. In dieser Situation muß rasch intubiert und mit 100% Sauerstoff beatmet werden. Zusätzlich wird unmittelbar am Einsatzort die hochdosierte intravenöse Gabe eines Corticoids notwendig (z.B. **Methyl-Prednisolon (Urbason®) 10 mg/kg KG**).

Maßnahmen im Schockraum:
1. Blutentnahme, Monitoring etc.
2. Röntgen-Thorax (Abb. 96/97) in zwei Ebenen. Häufig sind Fremdkörper (z.B. Erdnüsse) röntgenologisch nicht faßbar (s.u.: »Indirekte Hinweise für eine Aspiration«).
3. Röntgenübersichtsaufnahmen der Halsweichteile in zwei Ebenen (Abb. 98)
4. Abdomenübersichtsaufnahme: »freie Luft« unter den Zwerchfellkuppen (Perforation)
5. Sonographie des Abdomens mit der Frage nach freier Flüssigkeit; Punkt 4 und 5 müssen besonders nach Anwendung des

Fremdkörper 6

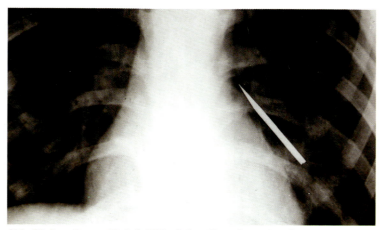

Abb. 96: 5 cm langer Metallstift im linken Hauptbronchus (a.-p.-Aufnahme)

Heimlich-Manövers wegen der möglichen Perforationsgefahr durchgeführt werden.
6. Im Zweifelsfall wird **immer** eine Bronchoskopie durchgeführt, dabei wird beim Kind stets eine Narkose eingeleitet.

Indirekte Hinweise für eine Aspiration:
1. überblähte Lunge (»Ventilmechanismus«) (Abb. 99)
2. Atelektase (Abb. 100) mit Verlagerung des Mediastinums zur gesunden Seite (Komplettverschluß)
3. bei länger zurückliegender Aspiration: Pneumonie, Lungenabszeß (Abb. 101/s. Abb. 22) oder Pleuraempyem.

Merke:
Ein normales Röntgenbild schließt eine Fremdkörperaspiration **nicht** aus.

Durch die von H. Groitl (s. Abb. 87) entwickelte Maske können Säuglinge sogar in Maskenbeatmung bronchoskopiert werden. Im anderen Falle kann ein spezielles »Y-Stück«, das dem Tubus aufgesetzt wird, die Bronchoskopie ermöglichen, ohne daß die maschinelle Beatmung unterbrochen werden muß (siehe auch Kapitel »Trauma«).

6 Fremdkörper

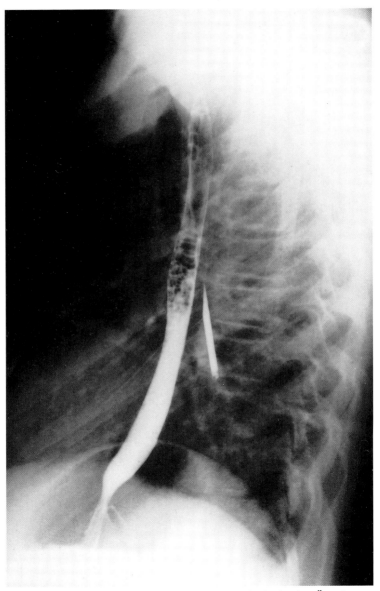

Abb. 97: Seitliche Aufnahme nach Kontrastmittelgabe im Ösophagus (Metallstift)

Fremdkörper 6

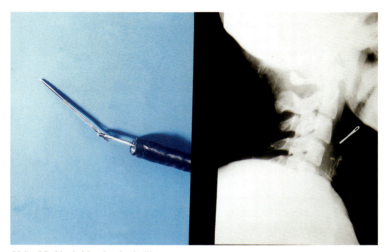

Abb. 98: Nadel in der Luftröhre

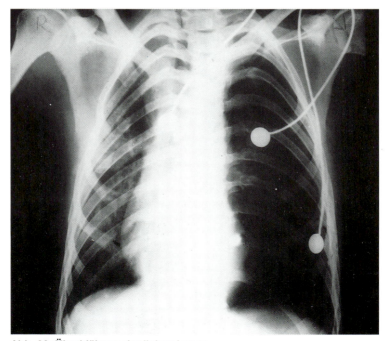

Abb. 99: Überblähung der linken Lunge

6 Fremdkörper

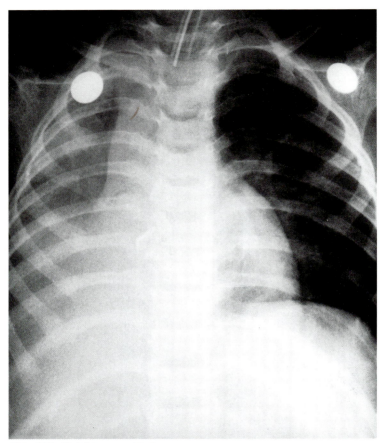

Abb. 100: Atelektase rechte Lunge

Technik:
Durch das Endoskop werden die einzelnen Ostien mit physiologischer Kochsalzlösung gespült, Schleim und Blut abgesaugt und gegebenenfalls der Fremdkörper mobilisiert. Krustiertes Blut oder zäher Schleim können durch Spülung mit **Tacholiquin**® aufgeweicht werden. Zur Bergung des Fremdkörpers kommen verschiedene Greifinstrumente (Zangen) oder spezielle »Drahtkörbchen« (s. Abb. 20) zum Einsatz. Die Mobilisierung

Fremdkörper 6

und das Entfernen der Fremdkörper müssen sehr vorsichtig erfolgen, um nicht durch Schleimhautläsionen Blutungen zu provozieren. Bei eitrigem Sekret, speziell bei chronischer Aspiration, sollte stets Sekret zur bakteriologischen Begutachtung gewonnen werden (gezielte Antibiose bei Pneumonie).

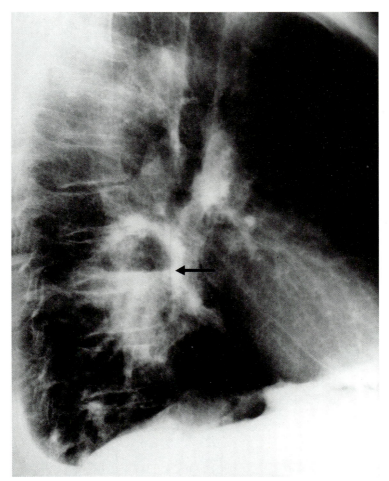

Abb. 101: Lungenabszeß (»Spiegelbildung«) seitliche Aufnahme

6 Fremdkörper

Anmerkung: Bei Polytraumatisierten, speziell bei Schädelhirnverletzten und Patienten mit Mittelgesichtsfrakturen, muß bei schwieriger Beatmung und schlechter Sättigung auch an eine mögliche Fremdkörperaspiration (Abb. 102/103/s. Abb. 19), vor allem an ausgeschlagene Zähne etc., gedacht werden.

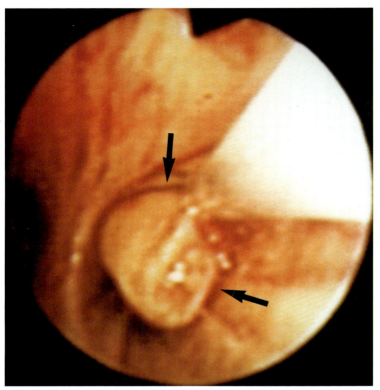

Abb. 102: Ausgeschlagener Zahn, der in der Bronchialschleimhaut steckt (➡)

Speziell bei traumatisierten Patienten kommt es auch zur Aspiration von Galleflüssigkeit (s. Abb. 3) und Magensaft, die zu einer schweren Lungenschädigung etwa durch Zerstörung des Surfactant-Faktors führt und damit das ARDS auslöst oder protrahiert. Eine frühzeitige Bronchoskopie hilft in vielen Fällen, schwere Komplikationen abzuwenden oder zumindest ein ARDS zu vermindern (siehe auch Kapitel »Trauma«).

Fremdkörper 6

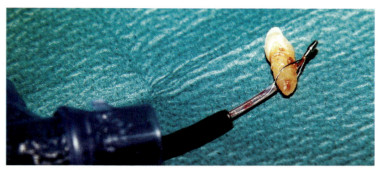

Abb. 103: Zahn nach Extraktion

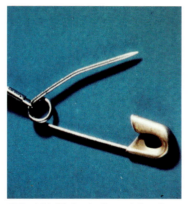

Abb. 104: Sicherheitsnadel, geborgen aus dem Ösophagus

Fremdkörper in Ösophagus, Magen, Dünndarm

Bei verschluckten Fremdkörpern, die im Ösophagus steckenbleiben, besteht keine direkte Lebensgefahr; mit Ausnahme jedoch bei Kindern, bei denen ein großer Bolus im Ösophagus eine Trachealkompression mit entsprechender Atemnot provozieren kann. Gefährlich sind vor allem spitze und scharfkantige Gegenstände (Abb. 104), die den Ösophagus verletzen, zu Blutungen oder gar Perforationen führen können.

Bei der ersten Untersuchung klagen die Patienten über Schluckstörungen oder Schmerzen beim Schlucken sowie über ein Druckgefühl hinter dem Brustbein. Sie können in der Regel genau die Höhe der Obstruktion an Hals oder Thorax aufzeigen. Bei komplettem Verschluß kann selbst der Speichel nicht mehr geschluckt werden, so daß ein **vermehrter Speichelfluß** imponiert. Bei stechenden oder »brennenden« Schmerzen, die beim Schlucken zunehmen, muß an eine Verletzung der Ösophagusschleimhaut gedacht werden, vor allem wenn Blut oder blutig tingierter Speichel hochgewürgt werden. Bei extremen Schmerzen und/oder Auftreten eines Hautemphysems (s. Abb. 89) am Hals ist die Ösophagusperforation (Abb. 105) praktisch bewiesen. Oft bietet der Patient gleichzeitig eine Schocksymptomatik (beginnende Mediastinitis!).

6 Fremdkörper

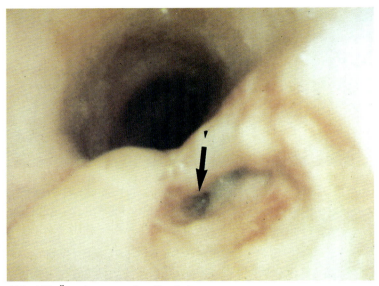

Abb. 105: Ösophagusperforation (➡)

Bei der Notversorgung ist neben dem obligaten großlumigen i.v. Zugang für eine ausreichende Analgesie zu sorgen (z.B. **Morphin® 5 - 10 mg i.v.**). Bei starken, schwer beherrschbaren Schmerzen muß sogar die Intubation und Narkose (Fentanyl®, Dormicum®) erwogen werden.

> **Merke:**
> Niemals sollte eine Magensonde »blind« vorgeschoben werden, etwa um den Fremdkörper zu mobilisieren; eine Vergrößerung der Wundfläche bzw. Perforation kann auf diese Weise provoziert werden.

Maßnahmen im Schockraum:
Neben den weiteren üblichen Maßnahmen zur Kreislaufstabilisierung und der Abnahme von Labordaten (Blutbild, Blutgruppe etc.) wird eine Röntgenuntersuchung zur Fremdkörperlokalisation (Abb. 106/107) durchgeführt:
    1. Röntgenuntersuchung des Halses (s. Abb. 99) in zwei Ebenen
    2. Röntgen-Thorax (Abb. 109) in zwei Ebenen.

Fremdkörper 6

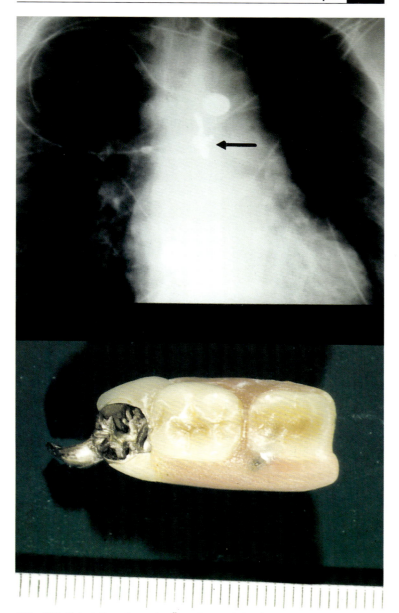

Abb. 106: Zahnteilprothese im Ösophagus (➡)

6 Fremdkörper

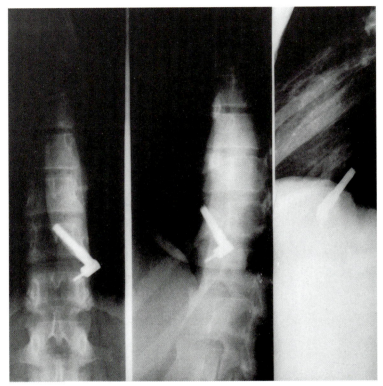

Abb. 107: Zahnarztbohrer, bei der Behandlung abgebrochen und verschluckt (➡)

Mit Punkt 1 und Punkt 2 lassen sich weitere Informationen gewinnen:

- Emphysem an Hals, Gesicht und Brustwand als Zeichen der Perforation
- Mediastinalverbreiterung bzw. Mediastinalemphysem als Perforationszeichen sowie als Hinweis für beginnende Mediastinitis
- Pleuraerguß als Zeichen für Perforation oder Mediastinitis

> **Merke:**
> Fremdkörper stellen sich oft radiologisch nicht dar, so daß bei geringstem Verdacht eine endoskopische Abklärung erfolgen muß.

Fremdkörper 6

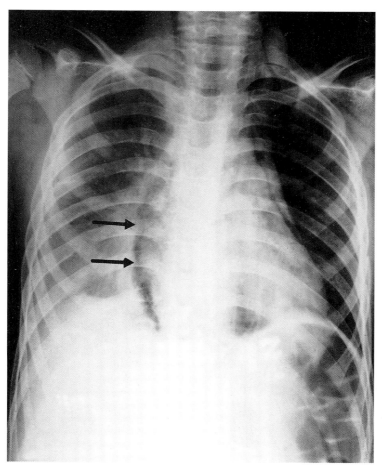

Abb. 108: sog. »Pneumoperikard« mit Luft im Herzbeutel. Zusätzlich Verschattung im rechten Lungenunterfeld (Erguß) bei Ösophagusperforation (➡)

Endoskopie:
Die Endoskopie dient sowohl als diagnostisches wie auch als therapeutisches Instrument. Sie hat den Vorteil, daß Fremdkörper »unter Sicht« (Abb. 109/110) entfernt werden. Auf diese Weise lassen sich größtenteils weitere Verletzungen vermeiden. Des weiteren hat die Endoskopie zur Aufdeckung einer Perforation eine größere Treffsicherheit im Vergleich zur Kontrastmitteldarstellung, da Schleimhautfalten gelegentlich die

6 Fremdkörper

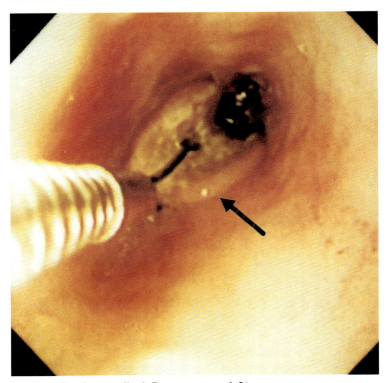

Abb. 109: Prothesenteil mit Bergezange gefaßt

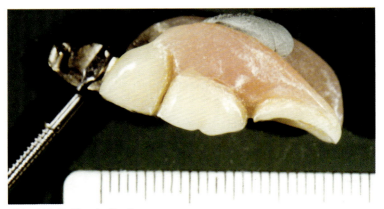

Abb. 110: Entfernte Prothese

Fremdkörper 6

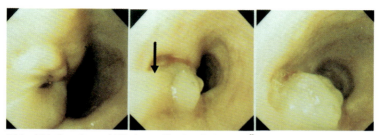

Abb. 111: Sonde und Fibrinapplikation in kleine Ösophagusperforation

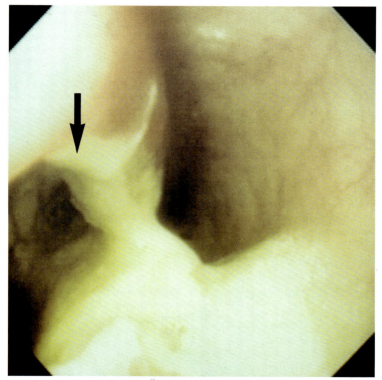

Abb. 112: Großer Defekt im Ösophagus bei 9 Uhr (➡)

Perforationsstelle überdecken, so daß trotz vorliegender Perforation kein Kontrastmittelaustritt zu sehen ist. Bei Defekten im Ösophagus kann die Endoskopie helfen, das weitere Ausmaß des therapeutischen Vorgehens festzulegen. Bei kleinen Läsionen im zervikalen Anteil (s. Abb. 35) des

6 Fremdkörper

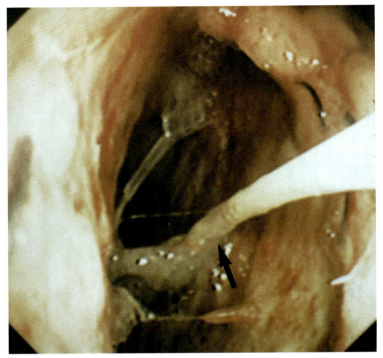

Abb. 113: Fibrinklebung einer großen Abszeßhöhle (→ Sonde mit »Fibrinausstoß«)

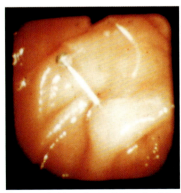

Abb. 114: Nagel steckt in der Magenschleimhaut

Ösophagus kann, falls keine septischen Reaktionen auftreten, die regelmäßige endoskopische Absaugung und Spülung der Perforationsstelle mit begleitendem Abszeß oft ausreichen. Im späteren Verlauf kann der Defekt sogar noch mit Fibrinkleber (Abb. 111) verschlossen werden. Selbst bei größeren Läsionen (Abb. 112) ist die operative Freilegung (z.B. Thorakotomie) und Übernähung nur noch in Einzelfällen notwendig; auch diese Defekte können in der Hand eines erfahrenen Endoskopikers mit Spülung der Abszeßhöhle (Abb. 113) und anschließender Fibrinklebung saniert werden. Bei notwendiger Operation hilft die Ösophagoskopie, die Läsion zu lokalisieren.

> **Merke:**
> Niemals Fremdkörper endoskopisch in den Magen vorstoßen, um den Fremdkörper besser greifen zu können, da damit eine erhebliche Verletzungsgefahr einhergeht. Am besten erfolgt die endoskopische Bergung des Fremdkörpers in Narkose (Abb. 114/115), um Bewegungen des Patienten zu verhindern.

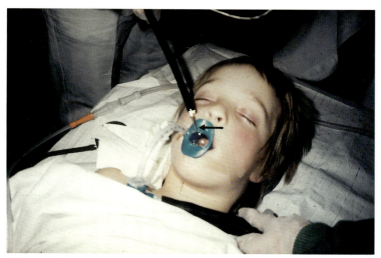

Abb. 115: Endoskopische Nagelentfernung in Narkose

Anmerkung: Falls eine operative Versorgung der Ösophagusläsion in dem die Notfallversorgung durchführenden Krankenhaus nicht möglich ist, muß der Patient nach Kreislaufstabilisierung, Intubation und Einlage einer großlumigen Thoraxdrainage (Röntgen-Thorax: Pleuraerguß!) schnellstmöglich in ein entsprechendes Zentrum transportiert werden, da die rasch einsetzende Mediastinitis bereits in Stunden zu einer erheblichen Prognoseverschlechterung führt.

Das Verschlucken von sogenannten Knopfzellbatterien (Abb. 116/117) birgt eine besondere Gefahr, so daß diese aus dem Ösophagus wie

6 Fremdkörper

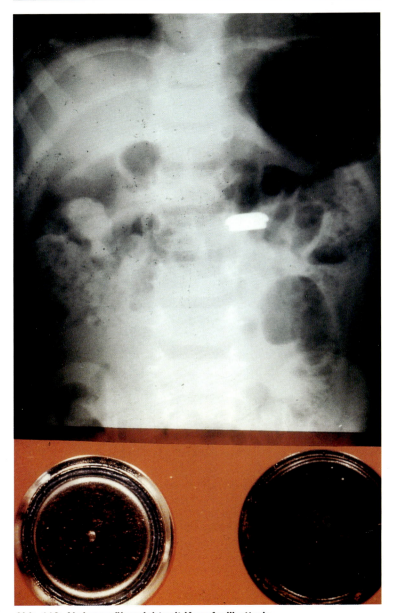

Abb. 116: Abdomenübersicht mit Knopfzellbatterie

Fremdkörper 6

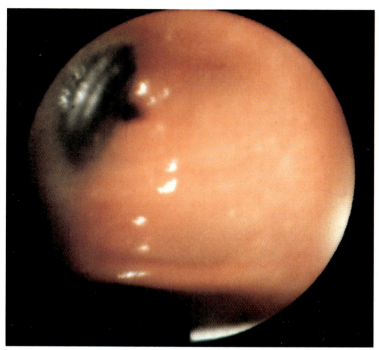

Abb. 117: Knopfzellbatterie vor der endoskopischen Bergung

auch aus dem Magen unbedingt endoskopisch entfernt werden müssen. Das aus vielen dieser Batterien bei Andauung des Metallschutzmantels austretende Kaliumhydroxid führt bei Schleimhautkontakt zu Koliquationsnekrosen und dadurch häufig zur Perforation. Neben einer Reihe von verschiedenen Bestandteilen (Kadmium, Nickel etc.) enthalten viele dieser Batterien immer noch Quecksilber, das durch Resorption zur schweren Vergiftung führen kann.

Besonders häufig sind Kinder von dieser Form der Ingestion betroffen. Eine Anamnese läßt sich in der Regel nicht erheben, jedoch können diese Fremdkörper im Verdachtsfalle leicht durch eine Röntgenübersichtsaufnahme entdeckt werden.

Bei allen noch im Magen und Duodenum (Abb. 118) liegenden Fremdkörpern erfolgt die endoskopische Extraktion (Ausnahme: Murmeln). Bei Lokalisation des Corpus alienum jenseits des Duodenums (Abb. 119) wird die normale Passage unter stationärer Überwachung abgewartet,

6 Fremdkörper

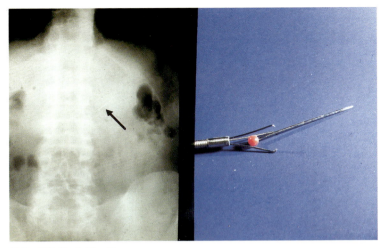

Abb. 118: Nadel im Magen

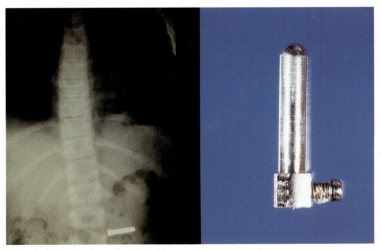

Abb. 119: Schraube, die ohne Therapie via naturalis abging

außer bei Auftreten eines akuten Abdomens (Perforation, Blutung!). Falls der Fremdkörper nach zwei bis drei Tagen via naturalis nicht abgeht, muß die endoskopische Bergung erfolgen bzw. als Ultima ratio sogar die Operation.

Fremdkörper 6

Obsolet ist die Gabe von Hausmitteln wie Sauerkraut, Kartoffelbrei oder ähnlichem. Ebenso ist eine medikamentöse Anregung der Darmperistaltik (z.B. Paspertin®) nicht indiziert.

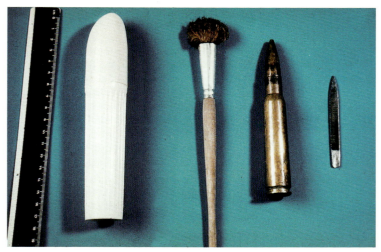

Abb. 120: Auswahl verschiedener rektal eingeführter Gegenstände

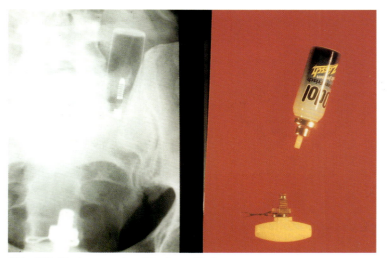

Abb. 121: Hygiene an der »falschen« Stelle

6 Fremdkörper

Fremdkörper in Rektum und Colon

Die meisten Fremdkörper im Mast- und Dickdarm sind von Patienten selbst im Rahmen von speziellen sexuellen Praktiken (Abb. 120/121) eingeführt worden. Je nach Größe des Fremdkörpers und der beigebrachten Verletzung zeigen sich primär verschiedene Symptome. Starke lokale Schmerzen und/oder starke Bauchschmerzen, in der Regel bedingt durch eine Perforation, führen zur Alarmierung des Notarztes oder des Rettungspersonals. Die Erstuntersuchung zeigt bei stattgefundener Perforation die klassischen Zeichen des »akuten Abdomens« mit Druckempfindlichkeit, Abwehrspannung etc. Die lokale Inspektion zeigt entweder den Fremdkörper oder Hinweise wie blutigen analen Ausfluß oder Einrisse des Anus bzw. des Gesäßes. Bei Blut und/oder Stuhlabgang über die Harnröhre ist praktisch die zusätzliche Blasenperforation gesichert. Die vorsichtige rektal-digitale Untersuchung läßt in vielen Fällen das Corpus alienum oder eine Perforationsstelle tasten und ermöglicht auch eine grobe Funktionsprüfung der Schließmuskulatur. Bei der Aufforderung an den Patienten, zu »kneifen«, muß der Finger des Untersuchers einen zirkulären Druck verspüren, andernfalls liegt der dringende Verdacht auf eine Schließmuskelverletzung nahe. Bei starken Schmerzen wird natürlich die Untersuchung abgebrochen und in der Klinik in Narkose eine endoskopische Inspektion durchgeführt.

Bei der Erstuntersuchung wird neben dem obligaten intravenösen Zugang je nach Schmerzsensation die Analgetikagabe mit hochpotenten Mitteln **(Morphin® 5 - 10 mg oder Fentanyl® 0,1 mg i.v.)** oft unumgänglich (ggf. zusätzlich Narkose).

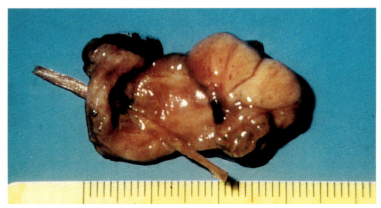

Abb. 122: Perforation durch verschluckten Zahnstocher

Fremdkörper 6

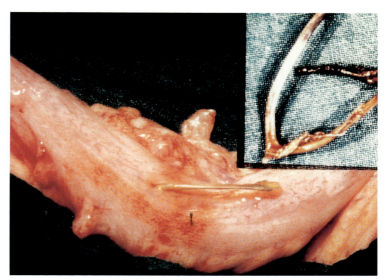

Abb. 123: Dickdarmperforation durch verschluckte Fischgräte

Nur in Einzelfällen führen **verschluckte** Fremdkörper (Abb. 122/123) zur Perforation und imponieren dann vorerst als unklares »akutes« Abdomen, oder stechende oder drückende Schmerzen führen letztlich zur Coloskopie und zum zufälligen Auffinden des Fremdkörpers.

Bei großen Körpern (Abb. 124), welche die Stuhlpassage behindern, wird der Patient durch Stuhlunregelmäßigkeiten, Verstopfung oder schließlich sogar durch einen Ileus oft erst nach Tagen zum Aufsuchen eines Arztes »gezwungen«.

Schockraum:
Bei Schocksymptomen oder bei akutem Abdomen gilt es zunächst, die Perforation auszuschließen bzw. zu bestätigen.
    1. Röntgen-Abdomen in Linksseitenlage zum Nachweis von »freier Luft«

Merke:
»Freie Luft« ist trotz Perforation nicht immer nachweisbar (vor allem bei Läsionen im Rektum).

6 Fremdkörper

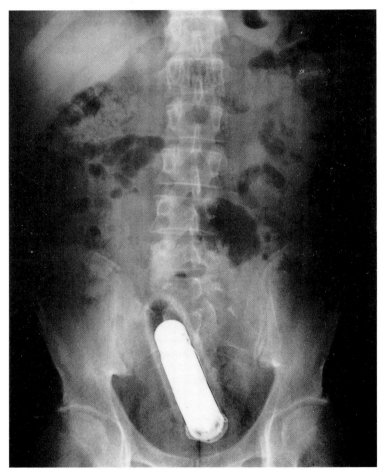

Abb. 124: Fremdkörper im Mastdarm, stuhlgefüllter Dickdarm

2. Fremdkörper stellt sich häufig bereits auf dem Übersichtsbild des Abdomens dar
3. Sonographie des Abdomens zum Nachweis von »freier Flüssigkeit«
4. Einlauf mit wasserlöslichem Kontrastmittel (Extravasat = Perforation)

Bei Blut- oder Stuhlabgang über die Harnröhre zeigt die **retrograde Zystographie** die Perforationsstelle in der Blase. Bei Perforations-

Fremdkörper 6

nachweis im Dickdarm (Abb. 73) erfolgt die umgehende Operation (Colonresektion, meist Diskonnektion mit temporärer Anlage eines Anus praeters). Liegt keine Perforation vor, erfolgt die routinemäßige Abdomenübersichtsaufnahme (Abb. 125/126), die meist den eingeführten Fremdkörper zeigt. Die Perforationsstelle in der Blase kann in der Regel direkt übernäht werden. Zusätzlich müssen ein Blasen- und ein sog. Cystofixkatheter eingelegt werden. Obligat ist auch die rektal-digitale Untersuchung. Ist der Fremdkörper sichtbar (Abb. 127), läßt sich dieser wegen eines ausgeprägten Analspasmus oft nicht ohne weiteres extrahieren. Dieser Spasmus läßt sich meist durch i.v.Gabe von **Diazepam (Valium® 5 - 10 mg)** oder **Midazolam (Dormicum® 2,5 - 5 mg)** »durchbrechen«.

Ist der Fremdkörper nur tastbar, aber nicht manuell extrahierbar, wird dieser nach Ausschluß einer Perforation (Röntgenübersichtsaufnahme, Sonographie etc.) mit dem Rektoskop bzw. Coloskop entfernt. Nach jeder manuellen oder endoskopischen Extraktion wird der Dickdarm endoskopisch, ggf. röntgenologisch überprüft, um eine iatrogene Läsion bei der Entfernung auszuschließen.

Bei zu starken oder zu schmerzhaften Analspasmen und manuell oder endoskopisch nicht machbarer Entfernung muß in Vollnarkose und Muskelrelaxierung die erneute Extraktion versucht werden. Scheitert

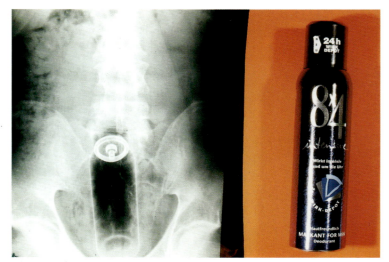

Abb. 125: Spraydose im Rektum

6 Fremdkörper

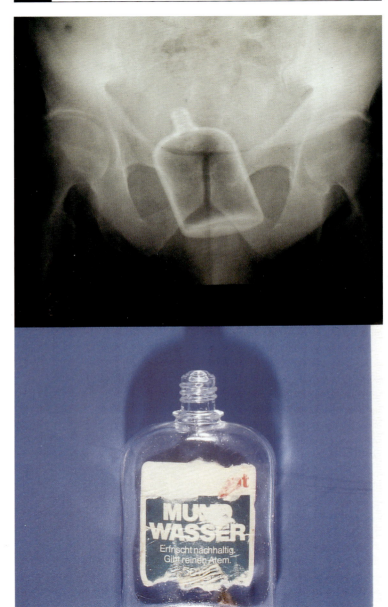

Abb. 126: Mundwasserflasche im Rektum

Fremdkörper 6

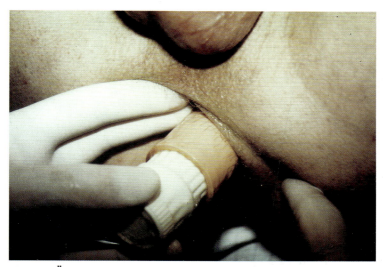

Abb. 127: Überzogener Vibrator wegen Analspasmus erst nach Valiumgabe entfernbar

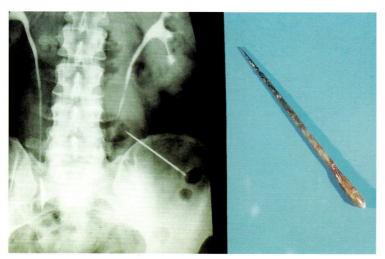

Abb. 128: Seit Wochen im Dickdarm liegende Nadel. Diese mußte durch Operation wegen durchspießter Darmwand entfernt werden.

auch dieser Versuch, wird der Fremdkörper »offen« (Abb. 128, d.h. durch eine Laparotomie und Colotomie entfernt.

6 Fremdkörper

Sonderfall: Pfählungsverletzung

Meistens treten Pfählungsverletzungen bei einem Arbeitsunfall auf (z.B. Sturz vom Gerüst in ein Montiereisen). Gelegentlich sind jene Fremdkörper so groß oder so lang, daß diese mit mechanischen Hilfsmitteln (Rettungsschere, Trennschleifer etc.) erst abgeschnitten werden müssen. In diesen Fällen ist selbstverständlich stets vorher eine Narkose einzuleiten und großzügig Volumen zu verabreichen. Natürlich dürfen eingedrungene Gegenstände niemals herausgezogen werden, weil damit der durch den Gegenstand selbst bedingte Tamponadeeffekt aufgehoben und eine massive Blutung provoziert werden würde. Bei starken Blutungen, z.B. zerfetzter Gesäßmuskulatur, muß manuell mit dicken Kompressen oder ähnlichem komprimiert werden. In der Klinik gilt es zunächst auch, eine Perforation auszuschließen. Bei schwerem Schock und nicht stabilisierbarem Kreislauf (z.B. bei Ruptur der Iliakalgefäße), muß ohne weitere Diagnostik laparotomiert werden. Erst »unter Sicht« darf dann der Fremdkörper entfernt werden. Bei Mitbeteiligung des Mast- oder Dickdarmes ist praktisch immer eine Anus-praeter-Anlage erforderlich. Die häufig begleitenden Schließmuskelverletzungen (Abb. 129) erfordern meist mehrere Sekundäroperationen (z.B. »Sphinkterplastik«, z.B. mit sogenannter Gracilisschlinge etc.).

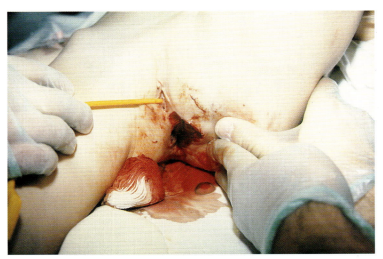

Abb. 129: Pfählungsverletzung mit Schließmuskelzerreißung (achtjähriges Kind)

Literatur

1. American Heart Association (1994) Advanced Life Support. Textbook of Pediatric, Ed. Chameides L.

2. Emmrich P, Sitzmann F C, Truckenbrodt H (1989) Kinderärztliche Notfälle. Thieme, Stuttgart

3. Gall FP, Groitl H (1982) Entzündliche Erkrankungen des Dünn- und Dickdarmes. Perimed, Erlangen

4. Groitl H (1979) Seltene endoskopische Eingriffe am Gastrointestinaltrakt. In: BC Manegold: Therapeutische Endoskopie. Witzstrock, Baden-Baden, Köln, New York, 126 - 136

5. Groitl H, Willital GH (1979) Einsatz der Endoskopie bei seltenen kinderchirurgischen Eingriffen. In: H Huchzermeyer, M Burdelski: Gastrointestinale Endoskopie im Kindesalter. Die Gastroenterologische Reihe 10. Borek, Braunschweig, 113 - 119

6. Groitl H, Husemann B (1982) Endoskopie. In: B Husemann: Chirurgie der Speiseröhre. Enke, Stuttgart 12 - 13

7. Groitl H (1987) Endoskopische Blutstillungsverfahren. In: J Riedler, F Stoß, H Groitl: Ulcus ventriculi et duodeni. Gastroenterologische Reihe 28. Borek, Braunschweig

8. Groitl H (1988) Stellenwert der endoskopischen Fibrinklebung am oberen Gastrointestinaltrakt. In: BC Manegold: Fibrinklebung in der Endoskopie, Springer Berlin, Heidelberg, New York

9. Groitl H, Hager Th, Hohenberger W (1978) Die ambulante rektoskopische Polypektomie. Ergebnisse der Angiologie, Bd. 19, 235 - 236

10. Groitl H (1979) Intraoperative Endoskopie. Therapiewoche 29: 4108 - 4114

11. Groitl H, Willital GH (1979) Flexibles Instrumentarium für die Endoskopie von Säuglingen und Kindern. Z Kinderchir 27, Suppl, 27 - 33

12. Groitl H (1981) The flexible Bronchofiberscope in the Intensive Care Unit. The Optimal Postoperative Care for the Bronchial System. Endoscopy 13:100 - 103

13. Groitl H, Gentsch HH, Hohenberger W (1978) Therapeutic Bronchoscopy in the Intensive Care Unit. Endoscopy 10:228

14. Groitl H, Hermanek P, Mühe E (1979) Die Fiberbronchoskopie in der Diagnostik des Bronchialcarcinoms. Langenbecks Arch Chir 349:565

Literatur

15. Groitl H, Wagner W, Kirchner H (1983) Das flexible Bronchoskop zur Diagnostik und Therapie. Langenbecks Arch Chir 361:904

16. Groitl H, Filler D, Hager Th (1977) Instrumental perforation of the upper gastrointestinal tract. Endoscopy 9:190

17. Koller F, Neuhaus K (1992) Internistische Notfallsituationen. Thieme, Stuttgart

18. Lanser KG (1987) »Goldzahn in der Lunge zwei Jahre unbemerkt«. Dt. Ärztebl. 84:170 - 173

19. Lux G u.a. (1986) Checkliste Gastroenterologie. Thieme, Stuttgart

20. Maupin GE, Rimar SD, Villalba M (1989) Ischemic Colitis following Abdominal Aortic Reconstruction for ruptured Aneurysm. The American Surgeon, 55:378 - 380

21. Rosen P, Barkin RM (1992) Emergency Medicine. Concepts and Clinical Practice. Mosby Year Book

22. Rupprecht H, Groitl H (1989) Der Fall: Zunehmende Atemnot beim Säugling durch Fremdkörperaspiration. Rettungsdienst 12:316 - 318

23. Rupprecht H, Groitl H (1990) Ateminsuffizienz beim Säugling - Fremdkörperaspiration. Zentr.bl. Chir. 115:171 - 172

24. Schlicker H (1987) Endoskopie beim Neugeborenen, Säugling und Kleinkind. Chir. Paxis 38:679 - 691

25. Siewert JR u.a. (1982) »Notfalltherapie«. Konservative und operative Therapie gastrointestinaler Notfälle. Springer, Berlin, Heidelberg, New York

26. Stadelmeier U, Matzel K, Rupprecht H (1994) »Proktologische Notfälle im Rettungsdienst«. Rettungsdienst 10:24 - 26

27. Steininger U, v. Mühlendahl KE (1991) Pädiatrische Notfälle. Gustav Fischer, Jena

28. Wagner W, Husemann B, Groitl H (1985) Diagnostik bei Perforation der Speiseröhre. In: H Richter: Chirurgische Endoskopie, Komplikationen bei Diagnostik und Therapie. Urban & Schwarzenberg, München

29. Wagner W, Groitl H, Knoch M (1986) Colorectal perforation - prompt diagnosis and treatment are decisive. Surgical Endoscopy and Interventional Techniques, Vol 1

30. Welling RE u.a. (1985) Ischemic colitis following repair of ruptured abdominal aortic aneurysm. Arch Surg 120:1368 - 1370

Register

A

Abführmittel 47
Abszeß 97, 116
Abwehrspannung 23, 39-41, 58, 73, 78-79, 122
Aktivkohle 48
Akutes Abdomen 75, 120, 122
Alkoholismus 37, 55
Ambu-Beutel 12
Analgesie 73, 110
Analgetika 47, 101, 122
Analprolaps 85-87
Analspasmus 125
Anästhetika 47
Angiodysplasie 70-71, 85
Angiographie 69
Angiome 71
Antibiotika 34
Antikoagulantientherapie 58
Aortenaneurysma 63
Aortenprothese 63
Aphonie 94
Appendizitis 77
ARDS 108
Aspiration 10, 12, 15, 30, 47, 52, 58, 63, 66, 94
-, chronische 107
-, nasogastrale 46
- von Galleflüssigkeit 108
- von Magensaft 108
- von Puder 102
Aspirin 39, 58
Atelektase 99, 103, 106
Atemdepression 101
Atemnot 94
Atemwege, Sicherung der 11, 52
Atemwegsverlegung 10, 47, 94
Ätzspuren 46
Auswaschen 46
Azidose, metabolische 49

B

Barium-Peritonitis 27, 79
Beatmung 108
Beatmungsdruck 94
Bellocq-Tamponade 12-13
-, modifizierte 13
Betablocker 59
Bewußtseinstrübung 10, 12, 58
Blasenperforation 122
Blutgasanalyse 49
Bluthusten 15
Blutstillung 12, 77
-, endoskopische 62, 69
Blutung 10, 21, 56, 73, 120, 128
-, Colon 87-91
-, Dünndarm 70
-, Duodenum 58-63
-, Klassifikation nach Forrest 61
-, Lunge 59
-, Magen 58-63
-, Mittelgesicht 12
-, Mund 14
-, Mund- und Rachenraum 14
-, obere gastrointestinale 51-63
-, obere gastrointestinale, poliklinische Versorgung 59
-, obere gastrointestinale, präklinische Therapie 58
-, ösophagus 52-57
-, peranale 72, 78
-, untere gastrointestinale 65-91
Blutstillung, endoskopische *siehe auch Fibrinklebung*

Register

Blutverlust, chronischer 57
Boerhaave-Syndrom 37-38
Bougierung 33
Bronchien 10, 21
Bronchiolitis 99
Bronchographie 33
Bronchoskopie 15-19, 63, 99, 103, 108
- bei Maskenbeatmung 103, 106-107
-, starre 30
Bronchusruptur 20-21, 30-33
Bronchusverletzung 9

C

Coecum 85
Colektomie 73
Colitis 66, 75
-, ischämische 89
-, pseudomembranöse 89-90
-, Strahlen- 88
Colitis ulcerosa 71-75, 90-91
Colonperforation 40-43
Coloskopie 40, 68-70, 73, 76, 122
Colotomie 126
Cortison 39, 49, 58, 73
Cortisonulcus 75
Crash-Intubation 12
Crohn-Erkrankung *siehe Morbus Crohn*

D

Darmparalyse 73
Darmperforation 23, 90
Darmverschluß, paralytischer 73
Dickdarmperforation 123
Divertikel 79
Divertikulitis 77-79
Divertikulose 77-79
Drahtkörbchen 106
Dünndarmileus 68
Duodenalblutung 62
Duodenalruptur 25
Duodenalulcus 39, 55
Dyspnoe 30, 47, 95

E

Einklemmung 25
Endometriose 87-88
Endoskopie, fiberoptische 49
-, intraoperative 37
-, Kontraindikation 79
Erbrechen 56, 58
-, induziertes 47
Ernährungssonde 37
Erstickung 12

F

Fibrinklebung 35, 54, 57, 60, 116-117
Fistel 66
-, aortoduodenale 63
Fogarty-Katheter 19
Fremdkörper 12, 93-128
-, endoskopische Abklärung 112
-, endoskopische Bergung 117
-, endoskopische Extraktion 119
- im Colon 122-127
- im Dünndarm 109-121
- im Magen 109-121
- im Ösophagus 100, 109-121
- im Rektum 122-127
- in den Luftwegen 94-108
Fremdkörperaspiration 15, 94-108
- im Kindesalter 96-100
Fremdkörperlokalisation 110
Fundusvarizen 53

G

Gastrektomie 50
Gastritiden 62
-, hämorrhagische 55
Gastroduodenoskopie 25
Gastrografin 33, 40
Gastroskopie 39, 49, 55
Gesichtsschädelverletzung 10, 22

H

Halsvenenstauung 30

Register

Hämangiom 85, 88
Hämatemesis 37
Hämatothorax 15, 34
Hämoptyse 30
Hämorrhagie 58
Hämorrhoiden 81-83
Hautemphysem 15, 30-31, 33, 95, 109, 112
Heimlich-Manöver 94, 100, 103
Hiatus 57
Hirndruckanstieg 18
Hustenattacke 95
HWS-Fraktur 12
Hydrast® 33
Hypertoniker 59

I
Ileus 66-67, 78
Infektion 40
Injektion, paravasale 54
Inkarzeration 85, 87
Intestinoskop 70
Intubation 12, 34, 47, 54, 58, 66, 73, 94, 110
Ischämie der Ösophaguswand 52

K
Kachexie 66
Karzinome 83-85
Kieferfraktur 10
Knopfzellbatterie 117-118
Koagulationsnekrosen 46
Koliquationsnekrosen 46, 119
Koniotomie 94, 100-101
-, Technik 101-102
Kontrastmittel 26, 29, 32-33, 35, 41, 79
Kontrastmittelgabe 25, 27, 104, 113, 124
Körbchen 19, 21

L
Laparotomie 25, 69, 73, 80, 126, 128

Laugeningestion 46
Leberzirrhose 52
Linton-Nachlaß-Sonde 52-53
Luftsichel 25, 39, 67
Lunge, nicht ausgedehnte 15-16
Lungen-Verschattung 16-17, 113
Lungenabszeß 103, 105, 107
Lungenkontusion 16
Lungenparenchym 21

M
Magen, Dekompression 15
Magenblutung 63
Magenperforation 23-24, 39-40, 75
Magenruptur 25
Magensonde 66, 110
Magenulcus 39
Mallory-Weiss-Syndrom 55-57
Manegold 62
Masing-Tubus 12
Maskenbeatmung 12
Meckel-Divertikel 71
Mediastinalemphysem 112
Mediastinalraum, Infektion 21
Mediastinitis 22, 33, 37, 110, 112, 117
Medikamente, ulcerogene 58
Megacolon, toxisches 73, 77, 90, 94
Mini-Tracheotomie-Set 101
Mittelgesichtsfraktur 12, 15
Mittelgesichtsverletzung 108
Morbus Crohn 66, 75-77
Muskelrelaxierung 58, 125

N
Narkose 47, 54, 110, 117, 122, 125, 128

O
Ösophagogastroskopie 22, 52, 57, 60
Ösophagoskopie 22, 33, 117
Ösophagostoma 36, 50
Ösophagus 22, 46, 104
Ösophaguskarzinom 57

Register

Ösophagusperforation 33, 36, 109-110
Ösophagusruptur 22, 33-37
Ösophagusvarizen 52-55
Ostien 106

P

Perforation 29-43, 46, 73, 85, 94-95, 110, 112, 116, 119-123
Perikarditis 37
Peritonitis 74
Pfählungsverletzung 127
Phlegmone, retroperitoneale 25
Pleuraempyem 37, 97
Pleuraerguß 112
Pneumonektomie 97, 99
Pneumonie 97, 103, 107
Pneumoperikard 113
Pneumothorax 30-31, 34
Polypektomie 40, 70
Polypen 42, 79-81
Polyposis, familiäre 79
Polytrauma 10, 108
Proktocolektomie 73
Pseudohämatemesis 59
Pseudohämoptoe 59
Puder 102
Pylorusspasmus 46, 60

R

Rachenreflexe 10
Rektoskopie 83
Rektumprolaps 85-87
Relaxantien 12
Rheumamittel 39, 58
Ruptur 29-43
-, Dickdarmbereich 27
-, retroperitoneale 25

S

»Sandwichtechnik« 100
Säureblockade 63
Säuren, schwache 46
- starke 46
Säureingestion 46
Schädelhirntrauma 10, 12, 17, 22, 108
Schließmuskelverletzung 122
Schmerz, epigastrischer 37
-, retrosternaler 33, 37
Schock 21, 23, 39-40, 56-59, 66, 73, 78, 90, 110, 122, 128
-, hämorrhagischer 10, 15, 52
-, septischer 33
Schockbekämpfung 34, 41, 47, 66, 84
Seitenlage 12
Seldinger-Technik 101
Sengstaken-Sonde 53
Sepsis 22, 25-26, 37, 49
Sickerblutung 57
Sklerosierung von Varizen 51
Somnolenz 52, 66
Sonde, nasogastrale 46
Sonographie 24, 41, 48, 59, 67, 76, 88, 124
Spannungspneumothorax 30, 34
Speiseröhre, Ruhigstellung 36
Spontanruptur *siehe Boerhaave-Syndrom*
»Steakhouse-Syndrom« 95
Stenose 78
Strahlencolitis *siehe Colitis*
Streifentamponade 14
Stridor 47, 95
Suizid 46

T

Tachykardie 56
Teerstuhl 58
Teleangiektasien 71
Thorakotomie 32, 35, 37, 116
Thoraxdrainage 21, 31, 34
Thoraxtrauma 9
Trachea 10, 12, 21, 95
Trachealruptur 21, 30-33
Transillumination 70

Register

- des Darmes 65
Tumoren 71
Tumorinfiltration 30

U
Übernähung 35, 37, 116
Überrollen 22, 25

V
Verätzungen 45-50
-, klinisches Management 48-50
-, Neutralisationsversuche 47
-, präklinisches Management 47-48
-, Sicherstellung des Giftstoffes 46, 48

Verschüttung 22
Volumengabe 15, 52

W
Wirbeldislokation 12
Wirbelsäulentrauma 12

Y
»Y-Stück« (bei Bronchoskopie) 18-19, 103

Z
Zyanose 47, 94-95
Zytotoxin 91